自 | 我 | 健 | 康 | 管 | 理 | 手 | 册

这样减肥才有效

贾凯◆主编

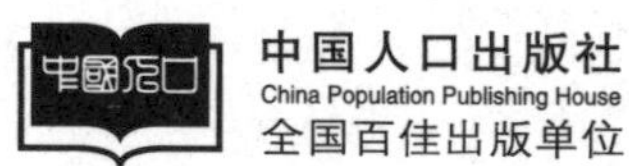

中国人口出版社
China Population Publishing House
全国百佳出版单位

“自我健康管理手册”编委会

主　　编　贾　凯

编　　委　李　荣　李　明　林保军　李加双　詹瑞臣　黄建永　伍　霄　翟海平　陈　忠　李洁红

前言

QIANYAN

健康是人们关注的话题，我国民众对健康的认知已经有了很大的提升。但是，什么是健康，什么是健康管理，健康管理管什么，怎样进行健康管理，我们个人怎么做，有太多的问题需要我们讨论、学习。

世界卫生组织（WHO）在1948年成立时，给健康的定义是这样的："健康不仅仅是没有疾病或虚弱现象，而是一种生理上、心理上和社会适应上的完好状态。"1986年，世界卫生组织在《渥太华宪章》中重新定义了健康的概念："健康是每天生活的资源，并非生活的目标。健康是一种积极的概念，强调社会和个人的资源及个人躯体的能力……良好的健康是社会、经济和个人发展的主要资源，是社会质量的一个重要方面。"这个关于健康的解读告诉我们，健康是一种资源，是社会共有的财富，是经济发展的基础，而健康对于个人来说就是一种责任了，因为你的健康关乎着国家的经济和社会的发展。这是从大的方面说，而从另一个角度讲，健康不是一个人的，它是爱人、父母、子女、兄弟姐妹这个大家庭的。我们每个人的健康都关乎未来幸福指数，关乎家庭的和睦，关乎社会的稳定与和谐。

时间前移，就说30年以前，癌症还是个别案例，那个时候癌症是一个稀有的名词，而现在癌症似乎变成了一种常态。血压高、血脂高、血糖高的患者非常普遍，而由这所谓的“三高”导致的问题更加可怕，心脑血管疾病的死亡率逐年增加，已经超越癌症排名第一，呈年轻化趋势，30岁左右就心梗、脑梗已普遍发生。据中国健康大数据显示：我国高血压患者有1.6亿~1.7亿人；糖尿病患者达到9240万人；血脂异常者1.6亿人；脂肪肝患者约1.2亿人；平均每30秒就有一个人罹患癌症；平均每30秒就有一个人罹患糖尿病；平均每30秒，至少有一个人死于心脑血管疾病。

自我健康管理属于管理学的范畴，从管理学角度来说，事后控制不如事中控制，事中控制不如事前控制。但是，大部分人并不会充分做好事前的准备，等到事中有紧急情况时再救急，这时候弥补往往为时已晚。魏王曾请教名医扁鹊：“你们兄弟三人，都精通于医术，谁是医术最好的呢？”扁鹊说“大哥最好，二哥次之，我最差。”魏王不解。扁鹊说：“大哥治病，是在病发之前，那时候病人不觉得自己有病，但大哥根据病人可能会出现的症状而设法铲除了病根，但他的医术难以被人认可，因为人们并不认为自己有病，所以没有名气；二哥治病，是在病初之时，那时症状尚不是十分明显，病人没有觉得痛苦，二哥就能药到病除，所以大家都认为二哥擅长治小病；而我治病，是在病情十分严重的时候，病人痛苦万分，家属心急如焚，他们能看到我在静脉上穿针，用针放血，或在患处敷以毒药，以毒攻毒，使病情得到控制，因此我闻名天下。”

健康管理不仅是一个概念，也是一种方法，更是一套完善、周密的服务程序，其目的在于使病人及健康人群更好地恢复健康、维护健康、促进健康，并节约经费开支，有效降低医疗支出，增加个人与家庭的幸福指数。这种医疗支出的减少，不仅能节省家庭的开支，更是对社会经济的贡献，而对国家就是节省了资源。国内外大量预防医学研究表明，在预防上花1元钱，就可以节省8.59元的药费，还能相应节省约100元的抢救费、误工损失、陪护费等。美国的一项研究表明，健康管理参与者与未参与者平均每年人均少支出200美元，这表明健康管理参与者总共每年节约了440万美元的医疗费用。在住院病人中，健康管理参与者住院时间比未参与者平均减少了两天，参与者的平均住院医疗费用比未参与者平均少了509美元。在4年的研究期内，健康管理的病人节约了146万美元的住院费用。健康管理是追本溯源的预防医学，是一个缓慢的过程，但回报很快。健康管理针对个体及群体进行健康教育，提高自我健康管理的意识和水平，对其生活方式相关的健康危险因素进行评估监测，并提供个性化干预，大大降低疾病风险，降低医疗费用，从而提高个体生活质量，提高幸福指数。

世界卫生组织指出，个人的健康和寿命15%决定于遗传，10%决定于社会因素，8%决定于医疗条件，7%决定于气候影响，60%决定于你自己。所以说，在健康管理的问题上，靠天、靠地、靠医院，谁都靠不住，只有将健康把握在自己的手中才是正道。《渥太华宪章》指出："良好的健康是社会、经济和个人发展的主要资源，是社会质量的一个重要方面。"科学经常会有些出乎意料的发现，英国研究证实，有85%的药品是无效的，对病人最好的措施就是尽量减少医疗干预。美国的研究也证实，有30%~40%的手术根本不需要做。与美国人健康寿命相关的因素中，只有10%跟医疗相关！促使美国人健康寿命延长30年中，有25年与医学没有关系。与之形成鲜明对比的是，我们有些人认为疾病离我们很远，忽视了自我健康的管理，有的人把医疗保险当做自己生命的稻草，有的人把自己的健康交给医院，有的人甚至正常的体检都不按时检查，这是非常不负责任的。要知道，很多疾病在早期是很容易防治的，长期失治才会加重恶变。有问题早发现、早诊断、早预防、早治疗。冰冻三尺非一日之寒，很多重大疾病都是从轻度开始的。一旦我们的身体出现疾病，换来的不仅仅是自己的痛苦，缺少了未来的幸福指数；还给家人增加了麻烦，因为需要照顾你而耽误了其他事情；更给社会带来了负担，治疗疾病需要占用公共医疗资源。我们听说过这样的段子，世界上什么床最贵？回答是——病床。许多人，在生命的最后一两年，花光一生的所有积蓄，吃遍所有的大量具有副作用的药物，再多开几次刀，留下一大笔债务给家人，然后离开了这个世界。许多人有钱，但是在生命的最后时刻，钱对他已经没有了意义。许多人走进手术室时才发现还有一本书没有读完，这本书叫《养生之道》。预防大于治疗，年轻时就关注自己的健康，自己健康的时候就关注养生，为健康投资，改变意识，克服不良习惯，未病先治，为自己、为家庭、为社会承担起健康管理的责任。

党的“十九大”报告提出：“人民健康是民族昌盛国家富强的重要标志”，“大健康”理念将从理论付诸实践，医疗卫生体制改革将全面破解“世界难题”，从田野到餐桌的食品安全防线将全面构建，这是党的“十九大”报告为全体国民描绘的“健康中国”的总体路线图。

我国“十三五”之后提出“大健康”建设，把提高全民健康管理水平放在国家战略高度。根据“规划”，群众健康将从医疗转向预防为主，不断提高民众的自我健康管理意识。健康管理是一个新兴的概念，虽然在国际上已经出现30多年，但是，还没有一个统一或者说是公认的概念。不同的视角对健康管理有不同的解读，我们分别来看看。从公共卫生的角度看，健康管理就是找出健康的危险因素，然后进行连续监测和有效控制。从预防保健的角度看，健康管理就是通过体检早期发现疾病，做到早诊断、早治疗。从健康体检角度看，健康管理就是健康体检的延伸与扩展，健康体检加检后服务就等于健康管理。从疾病健康管理的角度看，健康管理说到底就是更加积极主动的疾病筛查与及时诊治。从营养学的角度看，健康管理就是专业的健康管理人员根据人体不同的年龄生长阶段所需的能量及营养，提出合理膳食和营养补充的建议，提高身体功能，避免疾病的发生。

编者

2018 年 1 月

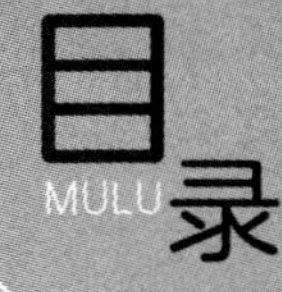

目录

引子 / 1

1. 未病先治，从健康减肥开始 / 6

健康小贴士：健康管理与医院的区别 / 10

2. 什么是肥胖？ / 12

健康小贴士：中医把肥胖分为五种类型 / 15

3. 我们的生命是怎样运行的？人体构造的宏观与微观 / 17

4. 身体的化学组成 / 24

5. 我们身体中的脂肪有哪些作用？ / 26

6. 减肥必知的脂肪体内代谢过程 / 34

健康小贴士：食物中的脂肪含量排行 / 37

7. 秀肌肉，身体中肌肉的分类与价值 / 39

8. 人体形态的支架、骨骼 / 45

9. 水是营养的输送剂、身体的润滑剂 / 48

10. 量量身高，测测体重，你的身体质量指数是多少？ / 52

健康小贴士：女性如何量出真实的体重？ / 57

11. 量量腰围，测测臀围，看看你的腰臀比是否超标？ / 58

12. 内脏脂肪含量对身体健康有哪些影响？ / 62

13. 减肥的核心要素，身体脂肪率 / 67

健康小贴士：问答预测你的体脂肪率 / 73

健康小贴士：男子的体脂率体型特点 / 75

健康小贴士：女子的体脂率体型特点 / 76

14. 基础代谢、基础代谢率与卡路里 / 77

健康小贴士：关于体温的小常识 / 84

15. 如何提高基础代谢 / 87

16. 尊重客观规律，画好生命曲线 / 92

17. 生理功能的改变，影响人的胖瘦吗？ / 101

健康小贴士：易猝死人群的八大特征 / 111

18. 肥胖会给我们的健康带来什么危害呢？ / 113

19. 肥胖对女性健康有哪些特殊的影响？ / 118

20. 审视以往减肥的误区 / 120

健康小贴士：水果，你不知道的卡路里 / 125

21. 常见的减肥方法有哪些？ / 127

22. 反复减肥反复反弹的危害 / 133

健康小贴士：减肥注意事项 / 137

23. 你要做的是减掉脂肪，增加肌肉，设定计划，循序渐进 / 139

24. 为什么正确的饮食方法有助于减肥？ / 147

健康小贴士：有助于分解身体脂肪的7种食物 / 152

健康小贴士：饮食减肥3个小常识 / 154

25. 运动对于减肥的意义有哪些？ / 156

26. 有利于减脂的有氧运动 / 160

健康小贴士：有氧锻炼小贴士 / 165

27. 如何选择适合自己的运动方式？ / 166

健康小贴士：几个案例 / 171

28. 通过运动锻炼减肥，需要注意强度控制 / 173

健康小贴士：高压氧与运动疲劳的恢复 / 176

后记 / 178

引子

YINZI

在我进行健康分享的时候，一位朋友给我讲过这样的话。美国人：用100块钱养生，50块钱买保险，10块钱看病，1块钱抢救。中国人：用1块钱养生，10块钱吃药，50块看病，100块钱抢救。生活中的很多人，在生命的最后1~2年，花光一生的积蓄，吃了大量的药物，再多开几次刀，然后溘然离去。由此看来，观念的转变是一生幸福的前提，懂得了这样的道理，面对疾病我们如何应对？答案就有了，重在预防。《消费日报》的张瑾老师说，她曾经和美国医师学会的副会长有过交流，在美国建一所医院的经费可以建设三个体育场，那么在中国也应该大致相当。可是她发现我们更多是建医院，而不是建设体育场。建设体育场强健了人们的身体，所以，体育场是有病之前的福利，而医院却是得病之后的去处。我们生病去医院，无论中医还是西医，给我们开的都是医疗处方，而没有预防、运动和健康管理等方面的处方。其实也不是医生不愿意开，而是没有这方面的规定和要求，换句话说，还是观念不到位。欧美国家的人一旦身体不适，健康管理机构一般开出的是健康管理处方，包括医疗方案、运动方案、饮食方案、生活调整方案、营养品干预方案和其他预防的措施等。

其实，计划供应时代每月二两油，过节才吃肉，粮票省着用，热量相对较低，想胖也胖不起来。现在过上天天有肉吃的日子，肥胖便扩张开来，中年人就开始高血脂，心脏、血压也都有了问题。一些刚刚毕业的大学生，工作一年就变成了胖子，与吃得太好、晚餐太晚、经常加班不无关系。有的单位体检，连二三十岁的年轻人都加入了脂肪肝的行列。管不住嘴，迈不开腿，是导致肥胖的主要原因。

拒绝身材的肥胖，加强自我健康管理是个人修养的主要方面。一是节食控能。当代营养学早就告诉人们，过饱、过多摄入能量，是造成肥胖的根源，是一切疾病之源。所以，节食控能，坚持烹调的清淡原则，遵循饮食的法则，学会细嚼慢咽，品尝食物的原味，杜绝暴饮暴食的恶习，就是修身的开始。二是锻炼劳动。生命在于运动，无论家务还是体育锻炼，都能拒绝肥胖。坚持锻炼最需要自制力，持之以恒地锻炼身体，是防止肥胖的最好方式。那些成年累月操持一大家子生活的勤快主妇中，很少有胖子。她必须麻利走路、做事，快速做出决定，无意间就把多余的脂肪燃烧掉了。三是读书修养。读书能预防肥胖，积极的脑力劳动与积极的体力劳动同样都能加快人体的新陈代谢。在读书中可以了解更多健康管理的前沿信息和有效方法，让我们去实践。读书带来的乐观向上的人生态度，也会潜移默化影响体形。优雅的读书人大都体重适当，举止得当，极少有人把自己搞成胖子。四是健康管理。一位女士一度为了自己的身材而发愁，因为肥胖，很多病就找上身来，漂亮衣服也穿不了。于是，她下决心修身减肥，终于甩掉了游泳圈肚，失眠等疾病也不治而愈。现在，每天精神焕发，一身时尚着装，打扮得漂漂亮亮，好身材不仅给了她自信，也让她培养了自我健康管理的好习惯。

据统计，美国每年有600万人被认为处于亚健康状态，年龄多在20~45岁。中国处于亚健康状态的人大约有7亿，占全国总人口的60%~70%。知识分子、企业管理者、机关干部发生率达70%。亚健康又被称为第三状态，或者说灰色状态、病前状态。世界卫生组织对于健康的定义是："健康不仅仅是没有疾病和虚弱，而且是身体、心理和社会适应能力的完好状态。"相对于这个健康的定义，提出了亚健康状态的定义："亚健康是一种既没有疾病，又不健康的状态，是介于健康与疾病之间的一种状态。"亚健康状态包括很多内容，比如一些身心上的不适感觉反映出来的种种症状，在一定时期内往往难以确诊的状况是亚健康的一种；某些疾病的临床前期表现，如已有心血管、脑血管、呼吸及消化系统和某些代谢性疾病的症状，而尚未形成确凿的病理改变，在医学上不能定义为疾病的状态；一时难以明确临床病理意义的"症"，如疲劳综合征、神经衰弱、抑郁症、更年期综合征等，又如某些重病、慢性病等，已经过临床治愈，进入恢复期，而表现为虚弱及种种不适；在人体生命周期中，衰老引起的结构老化与生理功能减退所出现的虚弱症状。以上这些都属于亚健康的范畴，它们的共同特点是，患者有多种异常表现和体验，而通过常规的物理、化学检查方法不能检出阳性结果，难以做出疾病的诊断。

中医认为，健康状态应该为"阴平阳秘"。就是说，人体的阴气平顺，阳气固守，两者互相调节，维持其相对平衡，是进行正常生命活动的基本条件。这种平衡是体内外各种因素相互作用，在机体的自身调节下达到内外环境和谐统一的结果。如果能够维持平衡则机体各系统功能正常，表现为健康有活力。若来自内外环境中的各种因素引起机体气血阴阳偏盛偏衰，失去应有的调节能力，会逐渐出现内外环境的失衡，当这种不平衡达到一定的“阈值”，也就是发病所需的最低界限，便可发展为某种疾病。这种从平衡到失衡的变化，是一个由健康到不健康的动态过程，亚健康状态就是这个过程中的一个阶段。亚健康是未病的一种重要表现形式，也是中医所谓未病的一种特殊形式，即“欲病”。对于亚健康，祖国医学认识。干预亚健康，重在治未病。一是养精调神。精神状态是衡量一个人健康状况的首要标准。中医认为，喜、怒、忧、思、悲、恐、惊等情志的刺激是百病之源。二是合理饮食。人体生命活动的物质基础——精、气、血、津液均来源于脾胃的生化。中医认为，饮食合理则不病或病轻；反之，则多病或病重。三是强身健体。运则立，动则健，适当地采用各种健身方法都能起到促进身心健康，增强体质的作用。四是科学用药。科学、合理用药也是保障健康的方法之一。适宜、适时的药材干预，能够起到维护脏腑生理功能的作用，而中医在这里所说的药，主要是指灵芝、花粉、银杏等对身体有保健作用的药食同源的食材。可见，对于亚健康的防治，重在培养一种健康的生活、行为和工作方式，从而提高人们的生命质量，远离亚健康，创造并维持一种高质量的健康生活状态。

很多人可能都看到过这样一个段子：穷人失去健康，等于雪上加霜；富人失去健康，等于一辈子白忙；男人失去健康，老婆会成为别人的新娘；女人失去健康，老公将重新妆点洞房；老人失去健康，天伦之乐成为奢望；儿童失去健康，父母会痛断肝肠；人这一辈子，没了健康，什么都是在瞎忙。这段话非常尖锐地说出了健康的重要性，而无数个活生生的例子也不断地证明了这一点。

当你拿起这本书的时候，还不晚，开始管理你自己的身体吧！从现在做起，坚持下去，你一定会有一个优雅的未来。请不要说：等我有时间了，就能健身了；等我赚够钱了，就能孝敬父母了；等我有空了，就能陪你了；等我发达了，就能行善了。这样的借口就是在浪费时间，想一想，等到我们有钱了，健康还在吗？等到我们赚够钱了，父母等得及吗？等到我们真正有空了，也许爱人已经离开了。等到发达了，也许心态已经改变了。所以，健身、孝老、陪伴、行善，任何时候都可以！不必等，也不能等。

贾 凯

2018年1月

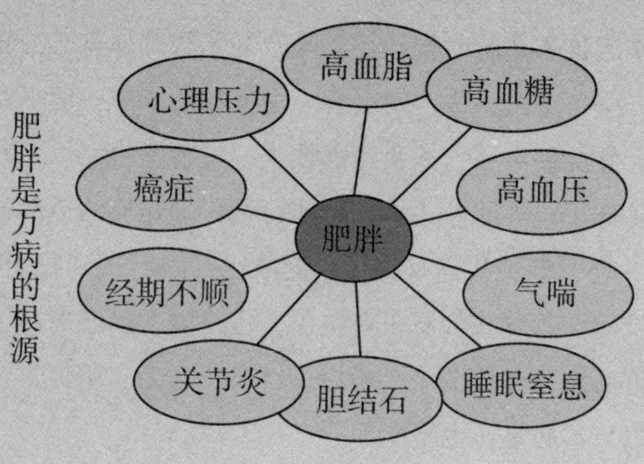

1. 未病先治，从健康减肥开始

有人曾这样说：当你面对营养师和健康管理师的时候，你会很高傲，当你面对医生时，你却很低调。日常保健能救你的命，医生不一定能治你的病。平时在保健预防方面花几百元，即可减少疾病，预防大于治疗。每个人都不希望自己的健康出现问题，更不想自己身体有病，却不重视身体的早期预防，没有树立未病先治的理念，不懂得人不是死于疾病，而是死于无知！试想，即使你有再多的钱，健康都没有了，钱还有什么用？这段话看似有些尖刻，但是，说得非常深刻。美国总统的私人医生、知名的预防医学专家库珀先生认为："每个人生命的长短和质量完全取决于个人对疾病的预防，而不是医生和其他什么人所能左右得了的，与预防相比，任何挽救生命的医疗措施都显得为时已晚。"身体是革命的本钱，管理好自己的身体，是我们每个人的责任，如果我们没有一个好的身体，或者我们现在不注意身体的自我保健，在未来的日子里，被疾病缠身，当我们躺在病床上，带来的是生活质量下降，自己遭受疾病的折磨；家人需要照顾和陪伴你，影响了家人的工作和生活，给亲人带来了担忧与麻烦；你要去医院进行治疗，占用了医院的医疗资源，也给社会增加了负担。即便是这样，也许倾尽你一生的积蓄，也挽救不了你的生活质量，甚至生命。

生命处于一种动态平衡的状态，此消彼长。能量的摄入也不例外。人体中的能量代谢可以分为两个方面，即摄入能量与消耗能量。人体的能量来源主要是一日三餐中的碳水化合物（即糖）、脂肪、蛋白质三大产能营养素。人体的能量消耗是由休息时的消耗以及运动和产能所引起的消耗组成。它们之间的关系，可以影响人体的脂肪含量情况。由于每个人的个体差异和活动量的大小不等，每人每日摄入能量和消耗能量各不相同。但是摄入能量和消耗能量应该保持相对平衡，量出而入，现在比较流行的一句话，就是卡路里进等于卡路里出，才能保证体脂率处于合理的范围。如果机体摄入能量远超过机体消耗的能量，就会造成能量的储备，这种能量的储备现象就是营养过剩的表现。过多的能量往往是以脂肪的形式储存在我们的皮下组织、内脏器官的周围以及腹部网膜上。男性的体脂肪率超过25%，女性体脂肪率超过30%，我们就称之为肥胖了。

一般讲三大营养物质的消耗首先是糖，其次是脂肪，最后是蛋白质。当摄入能量小于消耗能量时，人体摄入的碳水化合物不能够满足机体需要，体内脂肪被消耗以补充能量，表现为身体脂肪量下降等。

朋友圈里有人问我，既然身体脂肪含量是由能量摄入和能量消耗决定的，那拼命节食，减少能量摄入，同时加大能量消耗，这样就可以了吧？其实，这是错误的想法。大家要注意，长期摄入不足和过量运动会降低身体基础代谢率，一旦不运动，或者说运动量不足，就会积累更多的脂肪，因为基础代谢占到我们人身体能量代谢的70%，所以，基础代谢越高，越有利于身体的能量代谢，越有利于控制体脂率。提高基础代谢率关键是提高我们身体中瘦体重的含量，在后面的内容中我们还会专门介绍。如果不能长期摄取由适当数量、种类或质量的营养素所构成的健康饮食，身体将产生营养不良，进而影响身体的生长发育和生理代谢。

如果身体内的脂肪含量超标，就会造成肥胖。肥胖不仅影响形体美，而且会给生活带来不便，更重要的是容易引起多种并发症，加速衰老和死亡。据统计，肥胖者并发脑栓塞与心力衰竭的发病率比正常体重者高一倍，患冠心病比正常体重者多两倍，高血压发病率比正常体重者多2~6倍，合并糖尿病者较正常人约增高4倍，合并胆石症者较正常人高4~6倍。

肥胖是慢病之源，在身体的疾患和各种疾病中，大多数都与肥胖有关。可是，我们中的许多人并没有认识到肥胖的危害，再加上诸多不良的嗜好，如嗜酒、嗜烟、嗜欲等，更加重了身体的负担，从而过早地导致生命结束。对待健康和生命没有后悔药可吃，要学会珍惜生命，理智地去接受现实，不要失去健康之后才知道生命的可贵。围绕健康管理，控制体脂率，预防亚健康，正如我们开篇所述，应该关注六个方面的问题。一是由饮食和吃引发的营养问题，正确地使用营养品、保健品是积极预防的一个重要方面。二是关注锻炼与增强身体素质问题；抓住控制体脂率的核心问题，减脂增肌。三是关注生活方式与有毒有害物质的摄入和排出问题。四是关注由情绪而引发的内分泌变化问题。五是关注由基因变化而引发的衰老问题，不要太在意遗传基因，注意关注环境、饮食和饮水等这些影响到我们身体的基因表达的因素。六是关注由积极干预而引发的身体调整和改变，人的衰老、衰亡是自然规律，要以积极的态度顺应自然。健康管理在于未病先治，在于预防。

健康小贴士

健康管理与医院的区别

1.健康管理研究的是健康，医院研究的是疾病。

2.健康管理的目标是看不到疾病，医院的任务是看疾病。

3.健康管理研究如何保持健康，医院研究如何消除病症。

4.健康管理研究如何不得病，而医院研究如何去掉已有的疾病。

5.健康管理教育你生病之前不生病，而医院在生病之后为你治病。

6.健康管理是生病之前的过程控制，医院是生病之后的处理过程。

7.健康管理用前控制的措施调理，而医院用后处理的方式治疗。

8.健康管理消除的是疾病的根源，医院消除的是疾病本身。

9.健康管理指导人们让身体自己祛病，医院采取措施为患者处置疾病。

10.健康管理主张的是未病先治，医院主张的是治病救人。

11.健康管理研究的是关于健康的学问，医院研究的是关于疾病的学科。

12.健康管理的消费是量力而行，医院的消费是不花不行。

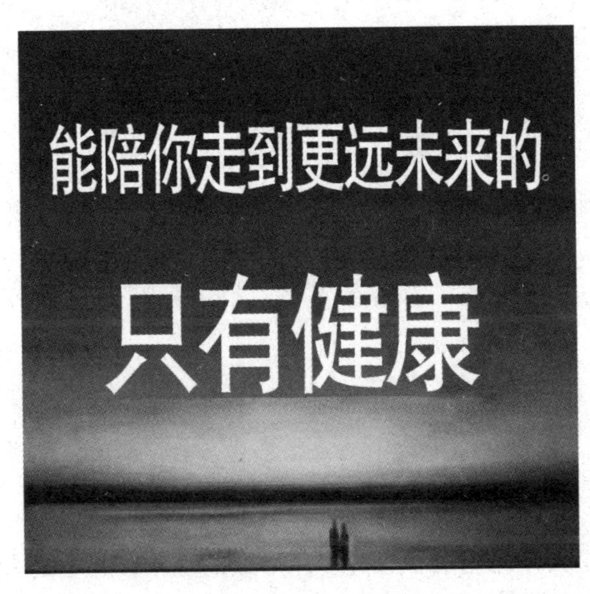

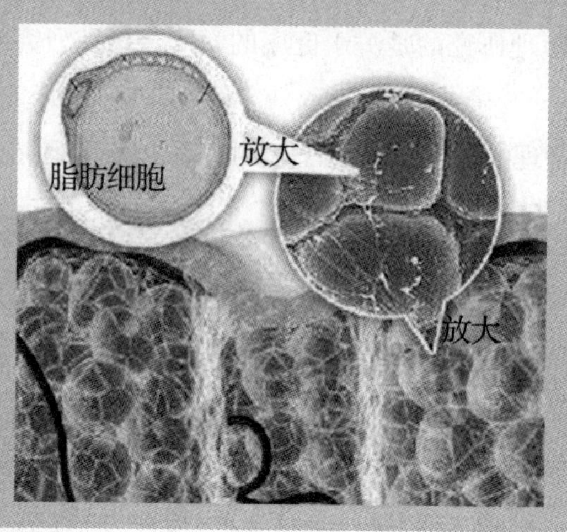

2. 什么是肥胖？

肥胖是人体内脂肪积聚过多所导致的现象，并不是人们视为的“健康”标志。

通常的肥胖主要是指我们所摄入的能量超过了人体的消耗量，加上人体把多余的物质转化为脂肪储存在各组织及皮下而发生的。以数据表现就是身体脂肪率超出了应有的范围，或者说超标了。还有其他因素引起的肥胖，比如继发性肥胖，它是伴随着某些疾病而发生的，被称为病原性肥胖，较为少见。而生理功能的改变，基础代谢率下降，能量的代谢减弱，是中年发福不可忽视的原因。

身体肥胖会影响人的外表，肥胖改变人的体型，使腹部膨胀，三围变大，让漂亮的女人挂上游泳圈，男人挺起了将军肚，身材变得臃肿，漂亮的衣服穿不上，穿上了也不漂亮，让女性在商场购买衣服成了一件难事。其实，身体的肥胖，体重的增加，更多的是给工作和生活带来不便。比如，爬楼梯会气喘吁吁；稍微动一动干点活，就会满头大汗；参加团队的竞技比赛或者集体项目的活动会让自己感到尴尬；弯腰系鞋带这样的小事也会变得十分困难；就连吃饭，汗水也会哗哗直流；求职会被质疑，甚至屡屡失败。肥胖不仅影响外表美，行动笨拙，而且伤害自尊心，导致心理问题的出现。比如说，不爱照镜子，不敢穿裙子，不喜欢逛街购物，甚至在职场中和生活中还时常被嘲笑，影响心情。更重要的是容易引起多种并发症，加速衰老和死亡。所以说，肥胖是疾病的先兆，是人体衰老的信号。

肥胖是世界性的公共卫生问题，肥胖是糖尿病、高血压等慢性疾病的重要危险因素。肥胖是一种慢性代谢性疾病，肥胖的原因可能是一种，也可能是多种，其特点是体内脂肪细胞体积和数量增加，体脂率出现异常性增高，且局部沉积过多脂肪。单纯性肥胖患者全身脂肪分布比较均匀，没有内分泌紊乱现象，也无代谢障碍性疾病，其家族往往有肥胖病史。

导致肥胖的因素有很多，有内部的因素，有外部的影响。目前主要认为，一是遗传因素。一般多因子遗传较为普遍，父母的体质遗传给子女时，由多种遗传因子决定了子女的体质，并不是由一个遗传因子，所以，称为多因子遗传，如非胰岛素依赖型糖尿病、肥胖，就属于这类遗传。父母中有一人肥胖，则子女有40%的肥胖概率，如果父母双方皆肥胖，子女有70%~80%的肥胖概率。二是社会环境因素。很多人都有着能吃就是福的观念，现今社会，食物种类繁多，各式各样美食常常在引诱你，再加上大吃一顿几乎成为一种生活的方式，特别是一些高脂、高糖的快餐食品，成为造成肥胖的主要原因。三是心理因素。为了解除心情上的烦恼、情绪上的不稳定，一些人用吃来发泄，这也是饮食过量而导致肥胖的原因。四是与运动有关的因素。运动有助消耗脂肪，在日常生活中，随着交通工具的发达，工作的机械化，生活方式的改变，家务量减轻等，使得人体消耗热量的机会更少，而由于饮食惯性的原因，摄取的能量并未减少，进而形成肥胖。肥胖导致日常的活动趋于缓慢、慵懒，更加减低热量的消耗，导致恶性循环，也助长了肥胖。

健康小贴士

中医把肥胖分为五种类型

暴饮暴食型肥胖：顾名思义，这种人就是那种食欲旺盛的“大食客”。这种人如能强制节食，可暂时瘦下来。一旦控制不住食欲时，又会反弹回来，而且很有可能比以前更胖。其实，“暴饮暴食”者的通病就是有火。所以，通过服用中药，可以清肠除胃火，抑制亢奋，改善代谢功能，将积聚在体内的多余能量转化为体热排散出去，这样体重就会有所减轻。

压力型肥胖：由于压力所造成的肥胖又被称作“肝胃郁热肥胖”。压力过大，导致肝（中医的“肝”除有西医的肝脏功能之外，还有中枢神经系统、自律神经系统、运动神经系统的功能）功能下降。甚至会影响到胃，使胃发热，食欲异常旺盛。这种类型的人，心情一烦躁就会出现食欲旺盛、头痛、眼睛充血等症状。

水肿型肥胖：又被称为“痰湿内蕴肥胖”，臀部和大腿水肿，也就是所说的“下半身胖”的人。这是由于身体的排水功能较差，多余的水分在体内积聚所造成的肥胖。主要表现为以下症状：食欲一般，但手脚无力；不喜欢运动；吃完饭浑身发软想躺下；嘴里发黏；尿不通；易坏肚子；早晨起来时眼睛水肿等。

贫血型肥胖：学名为“血虚肥胖”。因体内血液不足，身体基本功能下降，代谢功能发生异常，最终导致肥胖。这类人的特点是：食欲正常，但小腹饱满突出，手脚细但身上胖，也就是我们通常说的“偷着胖”。

疲劳型肥胖：这类肥胖者因“元气”不足，而导致消化功能下降、代谢异常，有食欲不振，不正常吃饭但爱吃零食的倾向。主要症状为：极易疲劳，一动就爱出汗、气喘，怕冷爱感冒，小便次数少，肿眼泡等。

知道吗——为什么你瘦不下来？

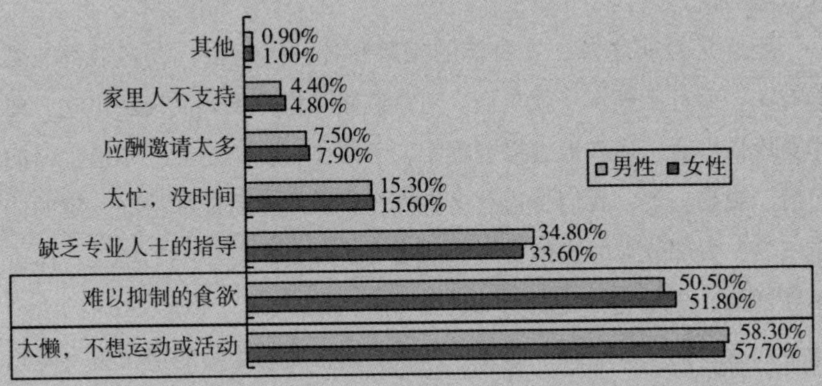

3. 我们的生命是怎样运行的？人体构造的宏观与微观

生活是一望无际的大海，人的生命与健康就像是大海上的一叶小舟，大海没有风平浪静的时候，所以，人对健康与生命时常会有彷徨与困惑的时候。近年来，我在做健康管理的过程当中，逐步认识到了身体健康和身体管理的重要性。实际生活中，我们很多事情都是以牺牲自己的身体健康为代价，那样做太得不偿失了。在人的一生中，最值得珍惜的东西是什么？不同的人答案是不同的。曾有人演绎了一个“健康数论”：把健康比作1，把事业、财富、快乐、爱情、婚姻等比作0，有了前面的1，后面的0才有价值，才会越多越好。如果没有了前面的这个1，后面的东西就是再多也是0。这个道理其实很简单，人人都明白。

肥胖是慢病之源，在身体的疾患和各种疾病中，大多数都与肥胖有关，而且肥胖本身就是病。对待健康和生命没有后悔药可吃，要学会珍惜生命，理智地去接受现实，不要失去健康之后才知道生命的可贵。观察一下，我们身边有多少人在进入成年后能保持在一定的体重不变？大部分人的身体身形不断改变，并且随着年龄的增长，体重不断增加，男士身体脂肪分布主要是向心性聚集，50%~60%的全身脂肪含量聚集在身体躯干部分，四肢的脂肪随着年龄的增长呈下降趋势，呈现苹果型身材。女性的脂肪随年龄的增长主要向躯干和大腿部聚集，呈现出梨形身材。

这些身体形状的改变、体重的增加，说明我们身体当中的脂肪含量增加了，也就是身体脂肪率有所增长，出现梨形身材和苹果形身材，说明内脏脂肪含量高了。因此，进行身体的健康管理，控制体脂率和内脏脂肪含量是非常重要的。话说体脂率、内脏脂肪含量，需要了解一下我们的身体是怎样运行的，了解我们身体的组成和构造。

从宏观上讲，人体是由躯干、骨骼等部分构成的。从微观上讲，人体是由千千万万个细胞构成的。词典里是这样解释我们人体的。人体表面是皮肤，皮肤下面有肌肉和骨骼。在头部和躯干部，由皮肤、肌肉和骨骼围成两个大的腔，一个是颅腔，一个是体腔。颅腔和脊柱里的椎管相通，颅腔内有脑髓，与椎管中的脊髓相连。体腔又由膈分为上下两个腔，一个是胸腔，一个是腹腔，胸腔内有心、肺等器官，腹腔内有胃、肠、肝、肾等器官，腹腔的最下部是盆腔，即骨盆内的部分，盆腔内有膀胱和直肠，女性还有卵巢、子宫等器官。

骨骼结构是人体构造的关键，在外形上决定着人体比例的长短、体形的大小，以及各肢体的生长形状。人体有206块骨头，组成人体的支架。

人体由无机物和有机物构成。无机物主要为钠、钾、磷和水等，有机物主要为糖类、脂类、蛋白质与核酸等。

人体结构的基本单位是细胞。细胞之间存在着非细胞结构的物质，称为细胞间质。细胞可分为三部分：细胞膜、细胞质和细胞核。细胞膜主要由蛋白质、脂类和糖类构成，有保护细胞，维持细胞内部的稳定性，控制细胞内外的物质交换的作用。细胞质是细胞新陈代谢的中心，主要由水、蛋白质、核糖核酸、酶、电解质等组成。细胞质中还悬浮有各种细胞器。主要的细胞器有线粒体、内质网、溶酶体、中心体等。细胞核由核膜围成，其内有核仁和染色质。染色质含有核酸和蛋白质。核酸是控制生物遗传的物质。细胞会不断地新陈代谢，每隔几天人体就把肠内壁的细胞完全更新，每两个月，膀胱内壁的细胞也完全更换，红细胞每120天在人体更换一次。人无论活多少年，身体大部分的细胞仍然十分年轻。据估计：在一年之内，身体里大约98%的原子将会被从空气和饮食所吸收的其他原子所取代。换句话说，只要人体保持细胞的持续更新，就可以抑制衰老。需要我们注意的是，细胞分裂会产生复制递减的现象，当DNA末端的端粒长度逐渐变短，影响到原有DNA的正确性时，就会出现老化现象。一旦发生细胞老化，这个过程是不可逆的。这也是我们控制和预防衰老的关键，预防衰老，健康减肥，必须注意细胞的营养问题。

上皮组织、神经组织、肌组织、结缔组织，组成了人体的四大组织，这四大组织的构成和功能主要是：一是上皮组织由密集排列的上皮细胞和极少量细胞间质构成，是身体的基本组织。一般彼此相连成膜片状，被覆在机体体表，衬于机体中空器官的腔面，以及体腔腔面。依功能和结构的特点，将上皮组织分为被覆上皮、腺上皮、感觉上皮三类，其中被覆上皮为一般泛称的上皮组织，分布最广。二是神经组织由神经元和神经胶质细胞构成，具有高度的感应性和传导性。神经元由细胞体、树突和轴突构成。树突较短，像树枝一样分支，其功能是将冲动传向细胞体。轴突较长，其末端为神经末梢，主要功能是将冲动由胞体向外传出。三是肌组织由肌细胞构成，肌细胞有收缩的功能。肌组织按形态和功能，可分为骨骼肌、平滑肌和心肌三类。关于肌肉问题，我们在后面还有专门的叙述。四是结缔组织由细胞、细胞间质和纤维构成。其特点是细胞分布松散，细胞间质较多。结缔组织主要包括：疏松结缔组织、致密结缔组织，脂肪组织、软骨、骨、血液和淋巴等。结缔组织具有五大功能，分别是支持、联结、营养、防卫、修复。

通过前面的了解，我们知道，人体是由细胞构成的。细胞是构成人体形态结构和功能的基本单位，形态相似和功能相关的细胞借助细胞间质结合起来构成组织。几种组织结合起来，共同执行某种特定功能，并具有一定形态特点，就构成了器官。若干个功能相关的器官联合起来，共同完成某一特定的连续性生理功能，即形成系统。人体由运动、消化、呼吸、泌尿、生殖、内分泌、免疫、神经和循环九大系统组成。我们分别来了解一下这九大系统。

1.运动系统由骨、关节和骨骼肌组成，约占成人体重的60%。全身各骨借关节相连形成骨骼，起支撑体重、保护内脏和维持人体基本形态的作用。骨骼肌附着于骨，在神经系统支配下收缩和舒张。收缩时，以关节为支点牵引骨改变位置，产生运动。骨和关节是运动系统的被动部分，骨骼肌是运动系统的主动部分。其常见的主要问题有：肩周炎、生长痛、骨质增生、氟骨病、佝偻病、软骨病、骨质疏松、骨折、骨头坏死等。

2.消化道和消化腺组成了消化系统。消化道是指从口腔到肛门的通道，分为口、咽、食道、胃、小肠、大肠和肛门，从口腔到十二指肠的这部分通常称为上消化道。消化腺按体积大小和位置不同，可分为大消化腺和小消化腺。大消化腺位于消化管外，如肝和胰。小消化腺位于消化管内黏膜层和黏膜下层，如胃腺和肠腺。其常见的问题有：胆结石、脂肪肝、肝炎、痔疮、腹泻、胃肠痉挛性腹泻、消化道溃疡、慢性肠胃炎、胃酸过多等。

3.呼吸道、肺血管、肺和呼吸肌组成了呼吸系统。一般称鼻、咽、喉为上呼吸道，气管和各级支气管为下呼吸道。包括支气管、肺泡、结缔组织、血管、淋巴管和神经等。不言而喻，呼吸系统的主要功能是进行气体交换。其常见的问题有：肺炎、肺心病、肺结核、支气管痉挛、呼吸性碱中毒、呼吸性酸中毒、感冒等。

4.泌尿系统由肾、输尿管、膀胱和尿道组成。其主要功能是排出机体新陈代谢中产生的废物和多余的液体，保持机体内环境的平衡和稳定。肾产生尿液，输尿管将尿液输送至膀胱，膀胱为储存尿液的器官，尿液经尿道排出体外。其常见的问题有：肾盂肾炎、急性肾炎、急性肾衰竭、慢性肾衰竭、输尿管结石、肾结石、膀胱结石等。

5.生殖系统的功能是繁殖后代和形成并保持第二性特征。男性生殖系统和女性生殖系统包括内生殖器和外生殖器两部分。其常见的问题有：绝经期综合征、不孕症、痛经等。

6.内分泌系统是神经系统以外的重要调节系统，其功能是传递信息，参与调节机体新陈代谢、生长发育和生殖活动，维持机体内环境的稳定。其常见的问题有：肥胖症、糖尿病、甲状旁腺疾病、甲状腺功能减退、甲状腺功能亢进等。

7.人体抵御病原菌侵犯最重要的保卫系统是免疫系统，它由免疫器官、免疫细胞以及免疫分子组成。免疫系统分为固有免疫和适应免疫，其中适应免疫又分为体液免疫和细胞免疫。其常见的问题主要有骨髓和血液疾病等。

8.脑、脊髓以及附于脑脊髓周围的神经组成神经系统，它由神经细胞组成，起到控制和调节其他系统活动，维持机体以外环境的统一，是人体中结构和功能最复杂的系统。包括脑和脊髓组成的中枢神经系统，脑神经、脊神经和内脏神经组成的周围神经系统。其常见问题有：智商低下、神经衰退、癫痫病、多动症、老年性痴呆等。

9.循环系统由血浆、淋巴和组织液等细胞外液及其流动循环的管道组成，包括心脏和血管。主要任务：一是将消化道吸收的营养物质输送到各组织器官；二是将各组织器官的代谢物质输送排出；三是输送热量到身体各部以保持体温；四是输送激素到靶器官以调节其功能。

这里我们需要重点介绍一下属于消化系统的小肠，因为小肠是吸收食物营养的主要部位。食物经过在小肠内的消化作用，分解成可被吸收的小分子物质。食物在小肠内停留的时间较长，一般是3~8小时，这就提供了充分的营养吸收时间。小肠是消化管中最长的部分，是主要的吸收器官，小肠绒毛是吸收营养物质的主要部位。小肠很细长，盘曲在腹腔内。一般小肠的长度为5~6米，小肠黏膜形成许多环形皱褶和大量绒毛突入肠腔，每条绒毛的表面是一层柱状上皮细胞，柱状上皮细胞顶端的细胞膜又形成许多细小的突起，称微绒毛。小肠黏膜上的环形皱襞、小肠绒毛和每个小肠绒毛细胞游离面上的1000~3000根微绒毛，使小肠黏膜的表面积增加了600倍，小肠绒毛上皮细胞朝向肠腔的一侧，一个成年人小肠的内表面积可以达到

200平方米。内表面积越大，越有利于营养的吸收。另外，小肠绒毛内有毛细血管，小肠绒毛壁和毛细血管壁很薄，都只有一层上皮细胞构成，这些结构特点使营养物质很容易被吸收而进入血液。小肠的巨大吸收面积有利于提高吸收效率。绒毛内部有毛细血管网、毛细淋巴管、平滑肌纤维和神经网等组织，平滑肌纤维的舒张和收缩可使绒毛作伸缩运动和摆动，绒毛的运动可加速血液和淋巴的流动，有助于吸收。

新陈代谢是生命最基本的特征之一，其包括物质代谢和能量代谢两个方面。机体从外界摄取的营养物质包括碳水化合物、脂肪、蛋白质、微量元素、膳食纤维、水及维生素等，其中碳水化合物、脂肪和蛋白质是机体的主要能源。机体通过物质代谢，从外界摄取营养物质，经过体内分解吸收，将其中蕴藏的化学能释放出来，转化为组织和细胞可以利用的能量，人体利用这些能量来维持生命活动。机体内能量底物氧化产生能量的过程称为能量消耗，如蛋白质、碳水化合物、脂类等的能量转化。通常将在物质代谢过程中所伴随的能量的释放、转移、贮存和利用称为能量代谢。人体每日总能量消耗（也称能量代谢）分为三个部分：基础能量消耗（基础代谢）、身体活动能量消耗（运动代谢、也叫行为代谢）和食物生热作用（能量热交换）。

在上面的阐述中，我们对自己的身体大致有了一个了解。要阐述肥胖与体脂率的关系，我们还需要进一步了解一下脂肪和肌肉的意义和作用。

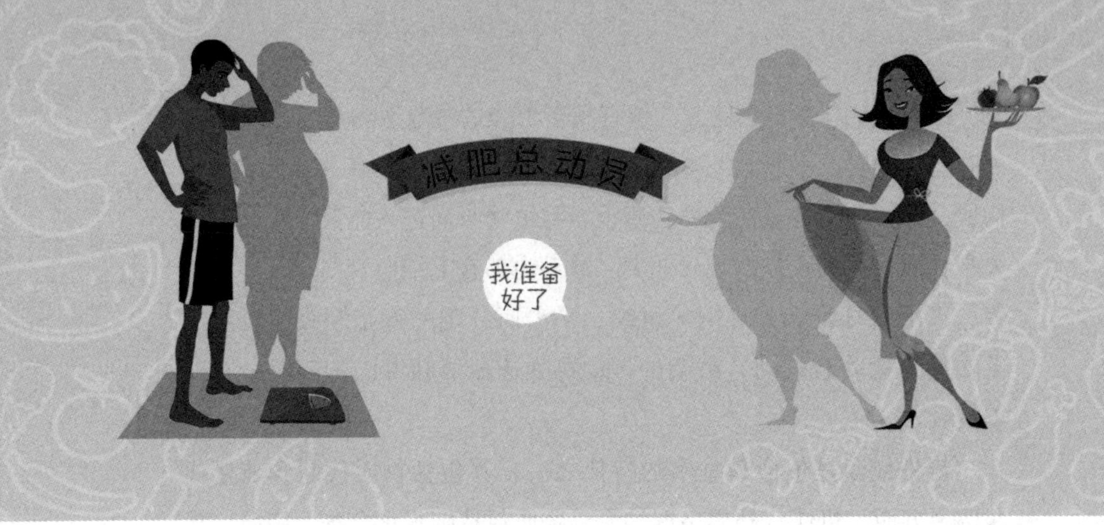

4. 身体的化学组成

身体的化学组成是我们控制肥胖需要了解的重点之一，因为我们要了解各个组成部分占身体重量的百分比。身体中的水占了人体重量的65%。一个体重70公斤的成年人，脱水后只剩25公斤，其中碳水化合物3公斤，脂肪7公斤，蛋白质12公斤，矿盐3公斤。血液占人体总血量约为体重的8%。若一次失血超过人体内血量的20%，生命活动便受阻。健康的人，一次失血不超过10%时，一般可以迅速恢复。人体全身肌肉共639块。约由60亿条肌纤维组成，其中最长的肌纤维达60厘米，最短的仅有1毫米左右。大块肌肉有2000克重，小块的肌肉仅有几克。一般人的肌肉占体重的35%~40%。肌肉内毛细血管的总长度可达10万公里，可绕地球两圈半。大脑由约140亿个细胞构成，重约1400克，大脑皮层厚度为2~3毫米，总面积约为2200平方厘米，脑细胞每天要死亡1000至10万个，我们越不使用大脑，脑细胞死亡越多。一个人的脑储存信息的容量相当于一万个藏书为2000万册的图书馆，最善于用脑的人，一生中也仅使用掉脑能力的10%。人脑中的主要成分是水，占80%。它虽只占人体体重的2%，但耗氧量达全身耗氧量的25%，血流量占心脏输出血量的15%，一天内流经大脑的血液为2000升。大脑消耗的能量，若用电功率表示，大约相当于25瓦。

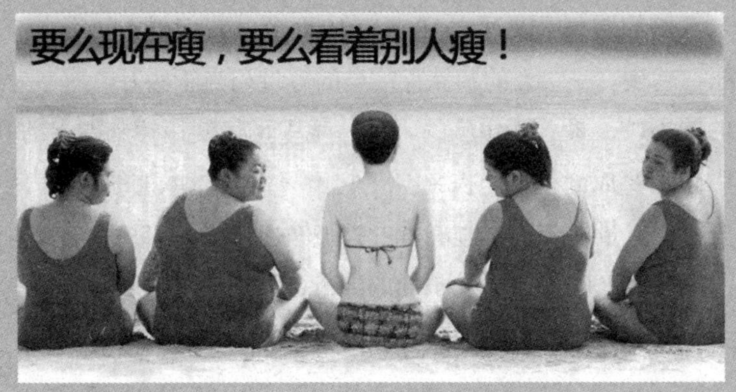

5. 我们身体中的脂肪有哪些作用？

我们在医院体检时，一般最先测量的是体重，这个时候称的重量包括骨骼、肌肉、器官、体液及脂肪组织等相加的总重。所以，使用体重计无法让我们知道体重的减轻，到底减掉的是水分、肌肉，还是脂肪。人体的重量是由骨骼、肌肉、水和脂肪等构成的。可以看出，体重的构成和变化原因比较复杂，单纯用身体质量指数（BMI）来衡量一个人的胖瘦是不全面的。接下来，我们就讨论一下与肥胖有关的骨骼、脂肪、肌肉、水。

脂肪的多少，才是真正判定一个人是否肥胖的标准。脂肪是密度最小的人体成分，其特点是密度小、体积大。我们前面提到的身体脂肪率，也就是体脂率，它与脂肪密切相关。所以，我们先从脂肪说起。脂肪是我们经常提起，耳熟能详，却又不甚了解的物质。现代社会，在一些人的眼中，脂肪的“社会形象”开始变得不好了，一听到脂肪这个词，人们马上联想到臃肿的身材、不健康的饮食、某些慢性疾病的幕后黑手。脂肪真的这么糟糕吗？它和人的肥胖有什么联系呢？脂肪摄入过量将产生肥胖，让我们行动不便，在血液中产生过高的血脂，诱发高血压和心脏病等一些慢性病的发生。膳食脂肪总量增加，还会增大某些癌症的发生概率。曾经有人问，说只吃素，不吃肉好不好。其实，肉类少量食用是有益健康的，当然，肉类含有大量饱和油脂，与形成有害胆固醇关系密切，积少成多，会堵塞动脉血管，大量食用还容易引起中风和心脏病，导致炎症，还可能引发关节炎和哮喘，缩短寿命。我们只要控制好量，鱼类、畜类、禽类穿插着吃，每天不要超过我国居民膳食宝塔中的规定量就可以。

脂肪是油、脂肪、类脂的总称，由碳、氢和氧三种元素组成，俗称油脂。食物中的油脂主要是油和脂肪，一般把常温下是液体的称作油，而把常温下是固体的称作脂肪。我们可以把脂肪看作机体储存脂肪酸的一种形式，因此，脂肪的性质和特点主要取决于脂肪酸，不同食物中的脂肪所含有的脂肪酸种类和含量不一样。自然界中有40多种脂肪酸，可以形成多种脂肪酸三酰甘油。脂肪酸分为饱和脂肪酸、单不饱和脂肪酸和多不饱和脂肪酸。脂肪可溶于多数有机溶剂，但不溶解于水。脂肪有动物性和植物性两个来源。动物体内贮存的脂肪主要包括猪油、牛油、羊油、鱼油、骨髓、肥肉、鱼肝油等，动物乳中的脂肪主要有奶油等。植物性脂肪来源主要是从植物中的果实内提取，如芝麻、葵花子、茶生、核桃、松子、黄豆等。可以看出，脂肪也是食用油的主要成分。脂肪是甘油和三分子脂肪酸合成的三酰甘油。主要有四种：中性脂肪（三酰甘油），是猪油、花生油、豆油、菜油、芝麻油的主要成分；类脂包括磷脂、卵磷脂、脑磷脂、肌醇磷脂；糖脂，脑苷脂类、神经节昔脂；脂蛋白，在食物中占脂肪的98%，在身体中占28%以上。所有的细胞都含有磷脂，它是细胞膜和血液中的结构物，在脑、神经、肝中含量特别高，卵磷脂是膳食和体内最丰富的磷脂之一。四种脂蛋白是血液中脂类的主要运输工具。

从化学键元素排列的角度讲，不含双键的脂肪酸称为饱和脂肪酸，是构成脂质的基本成分之一，其主要作用是为人体提供能量。所有的动物油的主要脂肪酸都是饱和脂肪酸，鱼油除外。有少数植物如椰子油、可可油、棕榈油等中也多含此类脂肪酸。饱和脂肪酸可以增加人体内的胆固醇和中性脂肪，如果饱和脂肪摄入不足，会使人的血管变脆，易引发脑出血、贫血、易患肺结核和神经障碍等疾病。除饱和脂肪酸以外的脂肪酸就是不饱和脂肪酸。不饱和脂肪酸是构成体内脂肪的一种脂肪酸，是人体不可缺少的脂肪酸。不饱和脂肪酸根据双键个数的不同，分为单不饱和脂肪酸和多不饱和脂肪酸两种。食物脂肪中，单不饱和脂肪酸有油酸等，多不饱和脂肪酸有亚油酸、亚麻酸、花生四烯酸等。人体不能合成亚油酸和亚麻酸，必须从膳食中补充。根据双键的位置及功能又将多不饱和脂肪酸分为ω-6系列和ω-3系列。亚油酸和花生四烯酸属ω-6系列，亚麻酸、DHA（二十二碳六烯酸，俗称脑黄金）、EPA（二十碳五烯酸）属ω-3系列。不同于饱和脂肪，多种不饱和脂肪在室温中是呈液态状态的，而且当冷藏或冷冻时仍然是液体的。单不饱和脂肪酸主要是油酸，含单不饱和脂肪酸较多的油品有橄榄油、芥花籽油、花生油等。它具有降低坏的胆固醇（LDL）、提高好的胆固醇（HDL）比例的功效，所以，单不饱和脂肪酸具有预防动脉硬化的作用。多不饱和脂肪酸虽然有降低胆固醇的效果，但它不管胆固醇好坏都一起降，且稳定性差，不适合加热，在加热过程中容易氧化形成自由基，加速细胞老化及癌症的产生。亚油酸是人体必需脂肪酸，它具有预防胆固醇过高、改善高血压、预防心肌梗死、预防胆固醇造成的胆结石和动脉硬化的作用。但是，如果亚油酸摄取过多时，会引起过敏、衰老等病症，还会抑制免疫力、减弱人体的抵抗力，大量摄取时还会引发癌症。α－亚麻酸也是人体必需脂肪酸，它的作用主要是合成EPA、DHA，降解血栓，使血流顺畅，可使血压降低；抑制癌变的发生，消除亚油酸摄取过量病症。同时，还具有改善过敏性皮炎、花粉症、气管哮喘等病症。但是，α－亚麻酸摄取过量时虽然无特别的副作用，但作为脂肪成分，则会导致能量过剩。花生四烯酸是半必需脂肪酸，在人体内只能少量合成。它在人体内具有调节免疫系统、改善预防全身的多种病症的作用，保护肝细胞、促进消化道运动、促进胎儿和婴儿正常发育的作用。在食用花生四烯酸时一定要注意不可过量，如花生四烯酸具有降低血压的作用，但摄取过量时会引起血压升高；能抑制血液凝固，过量时会促进血液凝固；能改善过敏症状，但过量时会引发过敏。

脂肪是人体的组成部分和储能物质，主要存在于人体的皮下组织中。人体内的脂类分成脂肪与类脂两部分，脂肪前面已有所表述，类脂则是指胆固醇、脑磷脂、卵磷脂等。脂类是组成生物体的重要成分，如磷脂是构成生物膜的重要组成部分；油脂是机体代谢所需燃料的贮存和运输形式；脂类物质可为动物机体提供溶解于其中的必需脂肪酸和脂溶性维生素等。某些萜类及类固醇类物质，如维生素A、维生素D、维生素E、维生素K、胆酸及固醇类激素具有营养、代谢及调节功能。有机体表面的脂类物质有防止机械损伤和热量散发的作用，对身体组织和器官起到保护作用。那么脂肪每日摄入多少合适呢？不同地区饮食习惯不同，经济发展的水平也有差异，脂肪的实际摄入量有很大差异。我国营养学会建议的膳食脂肪供给量是不宜超过每日总能量的30%，其中饱和、单不饱和、多不饱和脂肪酸的比例应为1∶1∶1。亚油酸提供的能量能达到总能量的1%~2%，就能满足人体对必需脂肪酸的需要。

营养学上根据以下三项指标评价一种脂肪的营养价值：一是消化率。一种脂肪的消化率与它的熔点有关，含不饱和脂肪酸越多熔点越低，越容易消化。因此，植物油的消化率一般可达到100%。动物脂肪，如牛油、羊油，含饱和脂肪酸多，熔点都在40℃以上，消化率较低，为80%~90%。二是必需脂肪酸含量。植物油中亚油酸和亚麻酸含量比较高，营养价值比动物脂肪高。三是脂溶性维生素含量。动物的贮存脂肪几乎不含维生素，但肝脏富含维生素A和维生素D，奶和蛋类的脂肪也富含维生素A和维生素D，植物油富含维生素E，这些脂溶性维生素是维持人体健康所必需的。

通过上面的阐述，我们知道脂肪既是人体组织的重要构成部分，又是提供热量的主要物质之一，是生命运转的必需品。食物中的脂肪在肠胃中消化，吸收后大部分又再度转变为脂肪。它主要分布在人体皮下组织、大网膜、肠系膜和肾脏周围等处。体内脂肪的含量根据每个人的营养状况、能量消耗等因素有所不同。现在一般用体脂率来衡量脂肪在人体中所占的比率，后面我们还会专门讲体脂率的问题。脂肪对生命的作用十分重要，它的功能非常多而且复杂。因为有了脂肪的存在，才使细胞有了存在的基础，才能使依赖于脂类物质构成的细胞膜，将细胞与它周围的环境分开。可以毫不夸张地说，没有脂肪的存在，就没有生命可言，那么脂肪到底具有哪些作用呢？让我们一起来看看。

脂肪的作用主要有：一是脂肪是细胞内良好的储能物质，主要提供人身体热能，保护内脏，维持体温，参与机体各方面的代谢活动等。二是从营养学的角度看，一些脂肪酸对我们的大脑、免疫系统乃至生殖系统的正常工作十分重要，但它们都是人体自身不能合成的，必须从膳食中摄取，补充摄入这些多不饱和脂肪酸的分子，有助于我们的健康和长寿。三是脂肪还是儿童发育的基础，大脑需要8种营养素——蛋白质、脂肪、糖、维生素A、维生素B、维生素C、维生素E和钙，按其重要性排列，脂肪排在第一位，而我们想象中应该排在前面的蛋白质却只排在第5位。成人和较大儿童膳食中脂肪所提供的能量应占25%~30%，但是母乳中脂肪所提供的能量却占到50%，这是因为婴儿的大脑及智力发育需要更多脂肪的缘故。缺乏脂肪还会使儿童生长发育迟缓，免疫力低下，容易发生感染性疾病。四是脂肪是促进皮肤健康的重要物质，如果缺乏脂肪，皮肤会变得干燥，容易发生湿疹和伤口不易愈合等。五是在视觉的发育过程中也离不开脂肪，缺乏必需脂肪酸会使视力发育受影响。六是性发育更需要脂肪。有关研究发现，女婴从诞生之日起，体内就带有控制性别的基因，这种基因在青春发育期来临之前，体内脂肪储量到达一定数量时，才能把遗传密码传递给大脑，从而产生性激素，促使月经初潮和卵巢功能的形成。当体内脂肪含量少于17%时，月经初潮就不会形成；只有体内脂肪含量大于22%时，才能维持女性正常排卵、月经、受孕以及正常的哺乳功能。七是协助脂溶性维生素的吸收，一些非常重要的维生素是脂溶性的，需要膳食中脂肪的帮助人体才能吸收，如维生素A、维生素D、维生素E、维生素K等。由于脂肪不溶于水，这就允许细胞在储备脂肪的时候，不需同时储存大量的水，相同重量的脂肪比糖分解时释放的能量要多，这就意味着，储存脂肪比储存糖要好，这也是一些需要耐力的运动员调高体脂率的原因之一。如果在保持总储能不变的情况下，将身体内的脂肪换成糖，那么体重很可能至少会翻番，这取决于你的肥胖程度。由于脂肪作为超高能燃料的巨大好处，我们的祖先进化出了这种独特的脂肪细胞，以及脂肪组织，也埋下了我们肥胖的祸根。

脂肪是重要的营养物质，是食物的一个基本构成部分。摄入过多的饱和脂肪酸容易诱发心脑血管病，会导致肥胖症，还将诱发高血压、糖尿病等。对于以植物油作为食用油的人，一般不会出现脂肪缺乏症。只要在膳食中补充一定量的ω-3不饱和脂肪酸，可以预防高血脂症和老年痴呆症，在婴幼儿、儿童及青少年的饮食中补充适量的ω-3不饱和脂肪酸，可提高智商和记忆力。减少和控制反式脂肪酸食品，这是因为它们会降低人体用来抵抗癌症的酶的系统活性，使人体抵抗力下降，干扰胰岛素受体的功能，妨碍人体对ω-3脂肪酸的利用，增加哮喘和过敏的危险，降低人的生育能力，降低产生性激素所必需的酶系统的活性。在人体摄入的各种脂肪中，反式脂肪的营养成分低，也不健康，它会使坏胆固醇增加，好胆固醇减少，增加心血管疾病、糖尿病和多种癌症的风险，是导致肥胖的祸根，特别是它诱发腰腹肥胖的能力超强。植物油经过高温变成饱和脂肪，分解并失去它原有的优点，所以，我们不建议食用油炸食品。比如：新鲜玉米富含营养，然而把它做成玉米油后，就会含有过量的多重不饱和油脂和脂肪酸，过量也会导致乳腺癌和前列腺癌的形成，所以，还是直接吃新鲜玉米比较好。

脂肪的主要来源是摄入食物本身所含的油脂和烹调用油脂。食用油脂约含100%的脂肪外，含脂肪丰富的食品为动物性食物和坚果类。果仁类脂肪含量最高；各种肉类居中；米、面、蔬菜、水果中含量很少。动物性食物以畜肉类含脂肪最丰富，多为饱和脂肪酸，一般动物内脏除大肠外脂肪含量都比较低，但蛋白质的含量较高。禽肉一般脂肪含量较低，多数在10%以下。鱼类脂肪含量基本在10%以下，多数在5%左右，其脂肪含不饱和脂肪酸多。蛋类脂肪含量约为10%，蛋黄约为30%，全蛋以单不饱和脂肪酸为多。除动物性食物外，植物性食物中以坚果类含脂肪量最高，最高可达50%以上，不过其脂肪组成多以亚油酸为主，是多不饱和脂肪酸的重要来源。

在我们日常的食品中，有的脂肪含量比较高，有的相对较低。高脂肪的食物有三类。一是坚果类，花生、芝麻、开心果、核桃、松仁等；二是动物类，肥猪肉、肉皮、猪油、黄油、酥油、植物油等；三是油炸食品，面食、点心、蛋糕等。低脂肪的食物主要有：水果类，包括苹果、柠檬、橘子等；蔬菜类，包括冬瓜、黄瓜、丝瓜、白萝卜、苦瓜、韭菜、绿豆芽、辣椒等；还有紫菜、木耳、荷叶茶、醋等。

过量的脂肪会导致动作不便，而且血液中太高的血脂往往是诱发高血压和心脏病的主要诱因。法国人谢弗勒首先发现，脂肪是由脂肪酸和甘油分离而成。把脂肪看作机体储存脂肪酸的一种模式，从营养学的角度看，某些脂肪酸对我们的大脑、免疫系统乃至生殖系统的畸形预防来说非常重要，但它们是人体自己不能合成的，必须从膳食中摄入。有关研究认为，少量摄入这些被称为多不饱和脂肪酸，有助于健康和长寿。

胖=病

世界卫生组织(WHO)：肥胖是一种慢性疾病

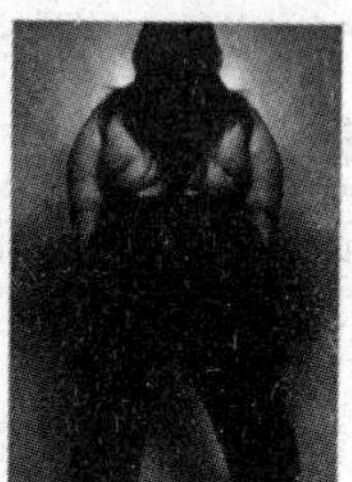

肥胖是十大死因的源头

- 癌症
- 脑中风
- 心血管疾病
- 糖尿病

6. 减肥必知的脂肪体内代谢过程

了解脂肪的合理储存与排除是健康和减肥的基础。只有搞清楚脂肪是如何代谢的，才能借助各种减肥方法有效瘦身，形成易瘦体质才能保证瘦后不反弹。所谓知己知彼，百战不殆，为了瘦身，为了纤体，了解一下人体内脂肪合成、代谢和分解的过程是十分必要的。

通过前面的阅读，我们已经知道，我们身体中的脂肪酸来源有两个：一是机体自身合成，二是食物供给。某些不饱和脂肪酸，机体不能合成，要靠食物供给。这种必需脂肪酸主要有两种。一种是 ω－3 系列的 α－亚麻酸，在含有油脂类的植物食物中含量高，如亚麻籽、白苏籽、紫苏籽、火麻仁、核桃等，还有深绿色的植物如螺旋藻及深海微藻中。动物食品中只有蚕蛹、深海鱼等极少数的食物中含有。一

种是 ω-6系列的亚油酸，主要存在于豆油、玉米油和葵花油中。

脂肪体内合成代谢主要在肝脏、脂肪组织和小肠，这三个场所中，以肝脏的合成能力最强，肝细胞能合成脂肪，但不能储存脂肪，在肝脏中脂肪合成后要与载体蛋白、胆固醇等结合，形成极低密度脂蛋白，入血运到肝脏外组织储存，或加以利用。如果肝脏合成的三酰甘油不能及时转运，就会在肝脏形成脂肪肝。脂肪细胞是机体合成及储存脂肪的仓库，合成三酰甘油所需的甘油及脂肪酸主要由我们摄入的葡萄糖代谢提供。从脂肪在人体合成代谢过程中可以看出，肝脏是我们减脂和保护的关键。脂肪合成基本过程和途径是：①甘油一酯途径。这是小肠黏膜细胞合成脂肪的途径，由甘油一酯和脂肪酸合成三酰甘油。②甘油二酯途径：肝细胞和脂肪细胞的合成途径。脂肪细胞缺乏甘油激酶因而不能利用游离甘油，只能利用葡萄糖代谢提供的3-磷酸甘油。

人体脂肪的代谢最终也是通过生成脂肪酶的方式，将脂肪生物降解为代谢废物排出，生物可以直接合成脂肪酶，而化学合成的脂肪酶大部分没有办法被人体直接吸收，在脂肪酶的作用下，脂肪水解成甘油和脂肪酸。甘油经磷酸化和脱氢反应，转变成磷酸二羟丙酮，纳入糖代谢的过程中。脂肪的消化率与它的熔点有关，一般来说，含不饱和脂肪酸越多，熔点越低，越容易消化。动物脂肪，如牛油、羊油，含饱和脂肪酸多，熔点都在40℃以上，消化率相对比较低，为80%~90%。动物脂肪几乎不含维生素，但动物的肝脏富含维生素A和维生素D，奶和蛋类的脂肪也富含维生素A和维生素D。生植物油中含有高比例的不饱和脂肪，消化率一般可达到100%。植物油中亚油酸和亚麻酸含量比较高，不含胆固醇，富含维生素E，是维持人体健康所必需的元素，营养价值比动物脂肪高。而植物油正常人每天从粪便中排出的脂肪占干燥粪便量的10%~15%。其中，含有结合脂肪酸5%~15%，游离脂肪酸5%~13%，中性脂肪1%~5%。但是，婴儿的粪便较成人粪便中脂肪含量高50%左右，幼儿粪便中的脂肪含量比成人高30%左右，且以中性脂肪为主。

脂肪分解分为三个阶段：①脂肪动员阶段，三酰甘油在脂肪酶的作用下，分解为甘油和脂肪酸。②甘油的氧化，甘油在甘油磷酸激酶的作用下，分解为3–磷酸甘油，然后在磷酸甘油脱氢酶的催化下，脱去2个氢形成磷酸二羟丙酮；再经糖酵解或有氧氧化供能，也可转变成糖脂肪酸与清蛋白结合转运入各组织经β–氧化供能。③脂肪酸的β–氧化，催化脂肪酸活化，生成脂酰CoA，帮助代谢脂肪的中间产物，完成体内代谢脂肪的过程。因为脂肪酸的β–氧化在线粒体中进行，脂酰CoA进入线粒体，这一步需要肉碱的转运，脂酰CoA进入线粒体是脂酸β–氧化的主要限速步骤，如饥饿时，糖原供应不足，此酶活性增强，脂肪酸氧化增强，机体靠脂肪酸来供能。这也是为什么很多女性采用节食甚至绝食减肥的原因，所以，这种减肥方式能使体重暂时下降，一旦恢复饮食体重就会直线上升。④CH3Co~SCoA彻底氧化，最终氧化成二氧化碳（CO2）和水（H2O），生成的二氧化碳经呼吸排出体外，水则通过排汗和排尿排出体外。

综上所述，了解这些脂肪在人体的合成和代谢过程后，应该明白减肥要选择科学健康的方式。科学减肥重在脂肪合成代谢过程中，一是注意防止合成过多的我们身体不需要的脂肪。二是加速脂肪在人体的分解、代谢过程。三是减少脂肪在身体中的储存量，以保持身体的健康，使体脂率保持在合理的范围之内。

健康小贴士

食物中的脂肪含量排行

根据有关资料统计，每100克各种原材料中，所包含脂肪的含量较高的有：辣椒油100克，胡麻油100克，橄榄油99.9克，花生油99.9克，大豆油99.9克，菜籽油99.9克，麦芽油99.9克，香油99.7克，色拉油99.7克，猪油（炼制）99.6克，黄油98克，奶油97克，酥油94.4克，牛油92克，猪网油88.7克，猪油（板油）88.7克，肥膘肉88.6克，猪肉（肥）88.6克，羊油88克，松子仁70.6克，猪肋条肉（五花肉）59克，核桃58.8克，松子（炒）58.5克，榧子57克，鸡蛋黄粉55.1克，葵花子仁53.4克，开心果53克，花生酱53克，榛子仁（炒）52.9克，葵花子（炒）52.8克，南瓜子（炒）52.8克，芝麻酱52.7克，杏仁（炒)51克，鸭皮50.2克，葵花子（生)49.9克，腊肉（生）48.8克，炸薯片48.4克，腊肠48.3克，南瓜子仁48.1克，花生（炒）48克，花生仁（炸）47.1克，黑芝麻46.1克，西瓜子仁45.9克，杏仁45.4克，甜杏仁45.4克，西瓜子（炒）44.8克，榛子（干）44.8克，花生仁（炒）44.4克，花生仁（生）44.3克，北京填鸭41.3克。

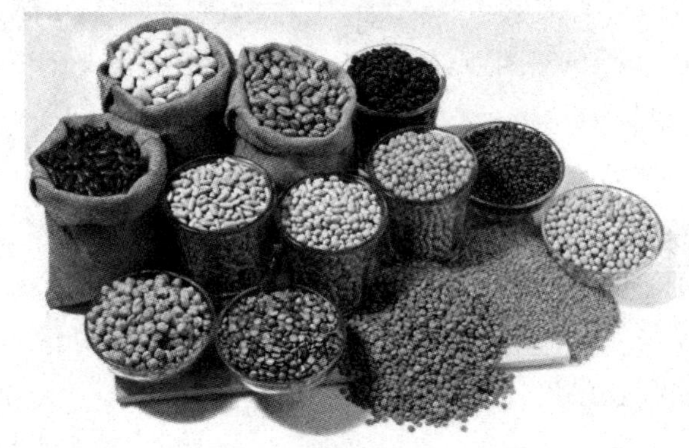

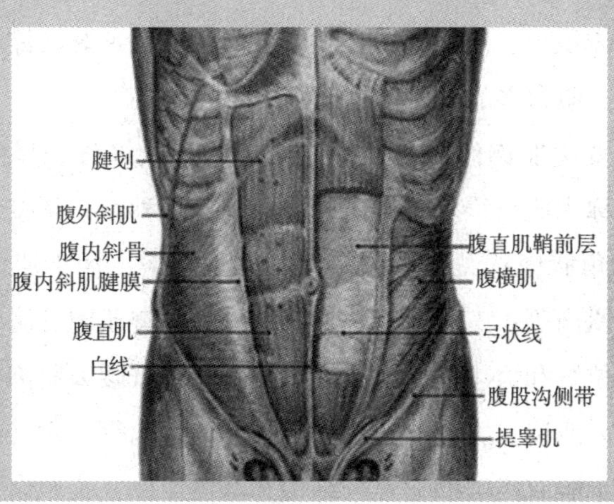

7. 秀肌肉，身体中肌肉的分类与价值

肌肉是身体的重要组成部分，是身体活动的依托，人体的600条肌肉之间的互相合作，帮助我们对抗地心引力，使我们能走路、蹦跳，甚至爬上陡峭的岩石。肌肉就是一部神奇的引擎，肌肉促使我们在拉拉扯扯中完成身体的行为。所以说，肌肉纤维控制着我们身体的每个动作，小到眼球的转动，使我们看清东西，轻轻眨眼、使眼色、微微笑，都是由肌肉的拉扯作用完成的。成千上万细微的纤维集结成肌肉束，进而形成完整的肌肉系统。肌肉中大部分属于骨骼肌，它们由肌腱与骨骼相连，紧密结合的肌腱纤维有橡皮筋的功用，手部与指尖的肌肉让我们能捏得住极小的物体。肌肉是人体的第二心脏，它不但是健康和力量的象征，更是保持身体充沛精力和良好状态的重要

因素。肌肉体积小、质量高，也就是密度大，有着紧实漂亮的弹性线条。因此说，肌肉多的人，体重比肌肉少的人高。

肌肉主要由肌肉组织构成。肌细胞的形状细长，呈纤维状，故肌细胞通常称为肌纤维。肌肉的命名原则有多种：一是按形状，如斜方肌肉、三角肌肉；二是按位置，如冈上肌肉、冈下肌肉、胫骨前肌肉、肋间肌肉等；三是按起止点，如胸锁乳突肌肉、胸骨舌骨肌肉等；四是按位置和大小，胸大肌肉、胸小肌肉、腰大肌肉等；五是按作用，如旋后肌肉、大收肌肉、屈肌肉、伸肌肉等；六是按构造，如半腱肌肉、半膜肌肉等；七是按结构和部位，肱二头肌肉、股四头肌肉等；八是按部位和纤维方向，如腹外斜肌肉、腹横肌肉等。

肌肉的主要作用是收缩牵引骨骼，带动关节的运动。依据杠杆原理，它有三种基本运动形式：一是平衡杠杆运动，支点在重点和力点之间，如寰枕关节进行的仰头和低头运动；二是省力杠杆运动，其重点位于支点和力点之间，如起步抬足跟时踝关节的运动；三是速度杠杆运动，其力点位于重点和支点之间，如举起重物时肘关节的运动等。

人体的肌肉按结构和功能的不同可分为平滑肌、心肌和骨骼肌三种，按形态又可分为长肌、短肌、阔肌和轮匝肌。头肌可分为面肌（也叫表情肌）和咀嚼肌两部分。躯干肌可分为背肌、胸肌、腹肌和膈肌。下肢肌按所在部位分为髋肌、大腿肌、小腿肌和足肌，下肢肌肉均比上肢肌肉粗壮，这与支持体重、维持直立及行走有关。此外，还有颈肌、肩肌、臂肌、前臂肌和手肌等。

平滑肌主要构成内脏和血管，具有收缩缓慢、持久、不易疲劳等特点。心肌构成心壁，两者都不随人的意志收缩，所以，也称不随意肌。平滑肌存在于消化系统、血管、膀胱、呼吸道和女性的子宫中。

平滑肌能够长时间拉紧和维持张力，这种肌肉不随意志收缩，意味着神经系统会自动控制它们，而无须人去考虑。例如，胃和肠中的肌肉每天都在执行任务，但人们一般都不会察觉到。

骨骼肌分布于头、颈、躯干和四肢，通常附着于骨头周围，骨骼肌收缩迅速、有力、容易疲劳，可随人的意志舒缩，故称随意肌。人体骨骼肌有600多块，分布广，约占体重的40%，每块骨骼肌不论大小如何，都具有一定的形态、结构、位置和辅助装置，并有丰富的血管和淋巴管的分布，受一定的神经支配。骨骼肌在显微镜下观察呈横纹状，故又称横纹肌。骨骼肌是运动系统的动力部分，在神经系统的支配下，骨骼肌收缩中，牵引骨产生运动。每块骨骼肌都可以看作一个器官，是可以看到和感觉到的肌肉类型，骨骼肌附着在骨骼上且成对出现，一块肌肉朝一个方向移动骨头，另外一块朝相反方向移动骨头，这些肌肉通常随人的意志收缩，意味着想要收缩它们时，神经系统会发出指示。骨骼肌可以做短暂单次收缩，比如我们经常会遇到的颤搐，也可以长期持续收缩，比如破伤风时的情况。人们健身时，锻炼的就是骨骼肌。

心肌——只存在于心脏，它最大的特征是耐力和坚固，它可以像平滑肌那样有限地伸展，也可以用像骨骼肌那样的力量来收缩，是一种颤搐肌肉并且不随意志收缩。

肌肉是有辅助装置的，有筋膜、滑膜囊和腱鞘等。它们具有协助肌肉活动，保持肌肉位置，减少运动时的摩擦和保护等功能。筋膜遍布全身，分浅筋膜和深筋膜两种。浅筋膜又称皮下筋膜，位于真皮之下，包被全身各部，由疏松结缔组织构成。浅动脉、皮下静脉、皮神经、淋巴管行于浅筋膜内，有些局部还可有乳腺和皮肌肉。浅筋膜对位于它深部的肌肉、血管和神经有一定的保护作用，如手掌和足底的浅筋膜均较发达，能对加压起缓冲作用。深筋膜又称固有筋膜，由致密结缔组织构成，位于浅筋膜的深面；深筋膜与肌肉的关系非常密切，随肌肉的分层而分层，在四肢，深筋膜伸入肌肉群之间，并附着于骨，构成肌肉间隔，与包绕肌肉群的深筋膜构成筋膜鞘；深筋膜还包绕血管、神经形成血管神经鞘，还可提供肌肉的附着或作为肌肉的起点。滑膜囊为封闭的结缔组织小囊，壁薄，内有滑液，多位于腱与骨面相接触处，以减少两者之间的摩擦，有的滑膜囊在关节附近和关节腔相通，滑膜囊炎症可影响肢体局部的运动功能。腱鞘是包围在肌肉腱外面的鞘管，存在于活动性较大的腕、踝、手指和足趾等处；腱鞘可分纤维层和滑膜层两部分；纤维层，又称腱纤维鞘，它位于外层，为深筋膜增厚所形成的骨性纤维管道，它对肌肉腱起滑车和约束作用；滑膜层，又称腱滑膜鞘，位于腱纤维鞘内，是由滑膜构成的双层圆筒形的鞘。腱滑膜鞘分为脏层和壁层，脏层包绕肌肉腱，壁层紧贴腱纤维鞘的内面，脏、壁两层之间含少量滑液，所以，肌肉腱能在鞘内自由滑动。若手指不恰当地作长期、过度而快速的活动，可导致腱鞘损伤，产生疼痛并影响肌肉腱的滑动，临床上称为腱鞘炎，为常见多发病之一。腱滑膜鞘在骨面移行到肌肉腱的两层滑膜部分，称为腱系膜，其中有供应肌肉腱的血管通过。

肌肉充满活力，且代谢旺盛，所以，肌肉的血液供应十分丰富，主要血管大多与神经相伴而行，每块肌肉都有自己的血液供应，沿肌肉间隔、筋膜间隙走行，分支从肌肉门进入肌肉，在肌肉内反复分支，最后在肌肉内膜形成包绕肌肉纤维的毛细血管网，由毛细血管网汇入微静脉和小静脉出肌肉门。

根据肌肉的血供来源、位置、粗细、支数和主次等，可将肌肉的血供分为四种类型。一是单支营养动脉型。由一支管径较粗的动脉供应整块肌肉，动脉从肌肉的近端入肌肉，如阔筋膜张肌肉，腓肠肌肉内、外侧头等。二是双支营养动脉型。该肌肉有两支管径相近的营养动脉供应，如臀大肌肉、腹直肌肉、股直肌肉等。三是主要营养动脉加次要营养动脉型。该肌肉有一支粗大营养动脉和一些较小的次要动脉供应，如斜方肌肉、背阔肌肉等。四是节段营养动脉型。肌肉由数支较细的动脉供应，由肢体的动脉干从肌肉的起点到止点之间不同平面发支入肌肉，呈节段性分布，如缝匠肌肉、胫骨前肌肉、趾长伸肌肉等。

肌肉腱的血供较少，血液供应的来源有以下途径：一是经肌肉—腱连接处延续至肌肉腱的束间结缔组织内的纵行血管；二是来自间隙血管发出的众多细小分支；三是肌肉腱止点处来自骨和骨膜的血管。

肌肉的神经来源、走行和入肌肉部位，较血管恒定，变异少，与肌肉的主要营养血管相伴而行。支配肌肉的神经有感觉神经和运动神经两种。感觉纤维传递肌肉的痛温觉和本体感觉；运动神经主要感受肌肉纤维的舒缩变化，在肌肉活动中起重要的调节作用。值得注意的是，神经纤维对肌肉纤维也有营养性作用，由末梢释放营养物质，促进糖原、蛋白质的合成。如果神经损伤，肌肉就失去了神经支配，肌肉内的糖原合成就会减慢，蛋白质的分解就会加速，肌肉逐渐萎缩，称为营养性肌肉萎缩，这也是运动损伤经常会遇到的问题。

组成运动器官的每一块肌肉都是一个复杂的器官，肌肉主要由肌腹和肌腱两部分组成。肌腹是肌器官的主要部分，位于肌器官的中间，由许多骨骼肌纤维借助结缔组织结合而成，具有收缩能力；包在整块肌肉外表面的结缔组织称为肌外膜，肌外膜向内伸入，把肌纤维分成大小不同的肌束，称为肌束膜肌，束膜再向内伸入，包围着每一条肌纤维，称为肌内膜。肌膜是肌肉的支持组织，使肌肉具有一定的形状。血管、淋巴管和神经随着肌膜进入肌肉内对肌肉的代谢和功能调节具有重要意义。肌腱位于肌腹的两端，由致密结缔组织构成，在四肢多呈索状，在躯干多呈薄板状，又称腱膜。腱纤维借助肌内膜连接肌纤维的两端，或者贯穿于肌腹中，肌腱不能收缩，但有很强的韧性和张力，不易疲劳，其纤维伸入骨膜和骨质中，使肌肉牢固附着于骨上，在运动训练中经常会有肌肉的疼痛现象，好像是产生于内部，其实这些就与肌腹与肌腱的疲劳和损伤有关系。

强健肌肉要补充蛋白质，那么蛋白质是如何作用于肌肉的呢？如果我们像一个细胞那么小，能够随意进入人的身体，那么，当我们来到肌肉群中时，就会发现肌肉是由一道道钢缆一样的肌纤维捆扎起来的，这些钢缆组合成较粗较长的缆绳群组，当肌肉用力时，它们就像弹簧一样一张一缩。在那些最粗的缆索之内，有肌纤维、神经、血管，以及结缔组织。每根肌纤维是由较小的肌原纤维组成的，每根肌原纤维，则由缠在一起的两种丝状蛋白质组成，即肌凝蛋白和肌动蛋白。这就是肌肉的最基本单位，那些大力士的大块肌肉都是这两种小得根本无法想象的蛋白组合成的，当它们联合起来以后，就可以使我们产生力量，人就是靠这些肌肉一点一点地改变了地球的面貌。随着人的年龄不断增长，控制骨头活动的横纹肌的弹性纤维会逐渐由结缔组织所代替，结缔组织虽然很结实，但没有弹性，因此肌肉变得较弱，不能强力收缩。所以，当我们到了30岁之后，我们的肌肉开始流失、衰退，肌肉的力量衰老了，反应也迟钝了。保持肌肉的晚流失、少流失、慢流失，是我们避免发胖、延缓衰老的重要措施。

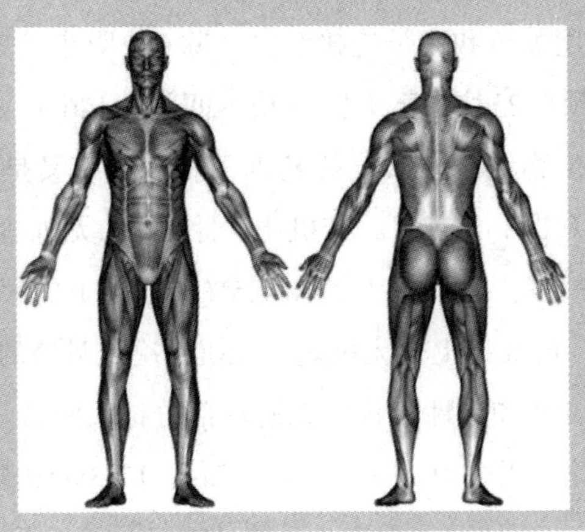

8. 人体形态的支架、骨骼

骨骼是先天形成的，无法后天改变，所以骨骼大、骨密度高的人，体重也比骨骼小、骨密度低的人高。骨骼由各种不同的形状组成，有复杂的内在和外在结构，使骨骼在减轻重量的同时能够保持坚硬。人体共有206块骨骼，分为颅骨、躯干骨和四肢骨3大部分。其中，颅骨有29块、躯干骨51块、四肢骨126块。儿童的骨头实际上应是217~218块，初生婴儿的骨头多达305块，这是因为：儿童的骶骨有5块，长大成人后合为1块了。儿童尾骨有4~5块，长大后也合成了1块。儿童有2块髂骨、2块坐骨和2块耻骨，到成人就合并成为2块髋骨了。这样加起来，儿童的骨头要比大人多11~12块。成人有206块骨，但中国人和日本人的骨头只有204块，因为中国人的第五趾骨只有2节，而欧美人却有3节，所以中国人比欧美人少了2块。骨与骨之间一般用关节和韧带连接起来。除6块听小骨属于感觉器外、按部位可分为颅骨23块，躯干骨51块，四肢骨126块。

骨骼化是生物结构复杂化的基础，骨骼系统又是生物形态进化的限制因素。人骨中含有水、有机质（骨胶）和无机盐等成分。其水的含量较其他组织少，平均为20%~25%。在剩下的固体物质中，约40%是有机质，60%以上是无机盐。无机盐决定骨骼的硬度，而有机质则决定骨的弹性和韧性。骨的无机盐部分称为骨盐，骨盐是以钙、磷为主的化学物。人骨由25.6%的钙（Ca）、12.3%的磷（P），以及钠（Na）、镁（Mg）、钾（K）等组成。骨骼功能是运动、支持和保护身体，制造红细胞和白细胞，储藏矿物质。骨骼的成分之一是矿物质化的骨骼组织，其内部是坚硬的蜂巢状立体结构；其他组织还包括了骨髓、骨膜、神经、血管和软骨。骨骼的组织包括：结缔组织、硬骨、软骨、纤维性结缔组织、血管、血液、神经组织。

人体的骨骼起着支撑身体的作用，是人体运动系统的一部分。一是支撑作用。人体不同的骨骼通过关足弓节、肌肉、韧带等组织连成一个整体，对身体起支撑作用。假如人类没有骨骼，那只能是瘫在地上的一堆软组织，不可能站立，更不可能行走。二是保护作用。人体的骨骼如同一个框架，保护着人体重要的脏器，使其尽可能地避免外力的影响和损伤。例如，颅骨保护大脑组织，脊柱和肋骨保护心脏、肺等脏器，骨盆骨骼保护膀胱、子宫等。没有骨骼的保护，外来的冲击就很容易使内脏器官受损伤。三是运动功能。骨骼与肌肉、肌腱、韧带等组织协同，共同完成人体的运动功能。骨骼提供运动必要的支撑，肌肉、肌腱提供运动的动力，韧带的作用是保持骨骼的稳定性，使运动得以连续地进行下去。所以，我们说骨骼是运动的基础。四是代谢功能。骨骼与人体的代谢关系十分密切，我们已经知道骨骼中含有大量的钙、磷，以及各种有机物和无机物，是体内无机盐代谢的参与者和调节者。骨骼还参与人体内分泌的调节，影响体内激素的分泌和代谢，骨骼还与体内电解质平衡有关。五是造血功能。骨骼的造血功能主要表现在人的幼年时期，骨髓腔内含有大量的造血细胞，这些细胞参与血液的形成。人到成年后，部分松质骨内仍存在具有造血功能的红骨髓。

在我们的生活中要避免骨骼变形，骨骼变形一般与长期不正确的姿势相关，如坐姿、站姿、睡姿等。从小养成正确的姿势习惯，有助于避免骨骼变形，减缓骨骼衰老。

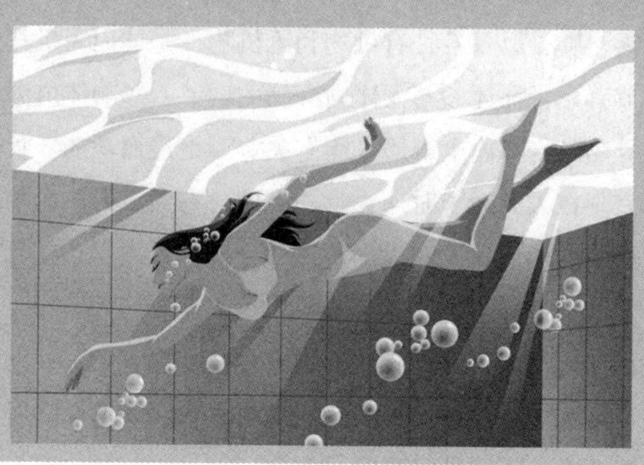

9. 水是营养的输送剂、身体的润滑剂

水是生命的源泉，对于人来说，水是维持生命的仅次于氧气的重要物质。人体细胞的重要成分是水，机体的新陈代谢，生理活动均离不开水的参与。正常成人体内，60%~70%的质量是水，儿童体内水的比重更大，可达近80%，老年人身体中55%是水分。每天每公斤体重需水约150毫升，母乳中绝大部分是水。如果一个人不吃饭，仅依靠自己体内贮存的营养物质或消耗自体组织，可以活上一个月。但是如果不喝水，连一周时间也很难度过。体内失水10%就会威胁健康，如失水20%，就有生命危险，足可见水对生命的重要意义。

我们身体中的水，来源于各种食物和饮水，我们通过摄入水分，参与身体的化学反应，将其他营养物质输送到身体中需要的部位，以维持我们的生命运转，保障呼吸、体温等生物体征的稳定。

水对于我们身体的重要性体现在如下几个方面：一是溶解消化功能。水是体内一切生理过程中生物化学变化必不可少的介质。水具有很强的溶解能力和电离能力（水分子极性大），可使水溶性物质以溶解状态和电解质离子状态存在，甚至一些脂肪和蛋白质也能在适当条件下溶解于水中，构成乳浊液或胶体溶液。溶解或分散于水中的物质有利于体内化学反应的有效进行。食物进入空腔和胃肠后，依靠消化器官分泌出的消化液，如唾液、胃液、胰液、肠液、胆汁等，才能进行食物消化和吸收。在这些消化液中，水的含量高达90%以上。二是参与代谢功能。在新陈代谢过程中，人体内物质交换和化学反应都是在水中进行的。水不仅是体内生化反应的介质，而且水本身也参与体内氧化、还原、合成、分解等化学反应。水是各种化学物质在体内正常代谢的保证。如果人体长期缺水，代谢功能就会异常，会使代谢减缓从而堆积过多的能量和脂肪，使人肥胖。所以，想减肥，多喝水。三是载体运输功能。由于水的溶解性好，流动性强，又包含于体内各个组织器官，水充当了体内各种营养物质的载体。在营养物质的运输和吸收、气体的运输和交换、代谢产物的运输与排泄中，水都起着极其重要的作用。比如，运送氧气、维生素、葡萄糖、氨基酸、酶、激素到全身；把尿素、尿酸等代谢废物运往肾脏，随尿液排出体外。四是调节抑制功能。水的比热高，对机体有调节体温的作用。防止中暑最好的办法就是多喝水。这是因为认为摄入的三大产能营养素在水的参与下，利用氧气进行氧化代谢，释放能量，再通过水的蒸发可散发大量能量，避免体温升高。当人体缺水时，多余的能量就难以及时散出，从而引发中暑。此外，水还能够改善体液组织的循环，调节肌肉张力，并维持机体的渗透压和酸碱平衡。五是润滑滋润功能。在缺水的情况下做运动是有风险的。因为组织器官缺少了水的润滑，很容易造成磨损。因此，运动前的1个小时最好先喝充足的水。体内关节、韧带、肌肉、膜等处的活动，都由水作为润滑剂。水的黏度小，可使体内摩擦部位润滑，减少体内脏器的摩擦，防止运动损伤，并可使器官运动灵活。同时，水还有滋润功能，使身体细胞经常处于湿润状态，保持肌肤丰满柔软。定时定量补水，会让皮肤特别水润、饱满、有弹性。可以说，水也是美容养颜的佳品。六是稀释和排毒功能。不爱喝水的人往往容易长痘痘，这是因为人体排毒必须有水的参与。没有足够的水，毒素就难以有效排出，淤积在体内，就容易引发痘痘。其实，水不仅有很好的溶解能力，而且有重要的稀释功能，肾脏排泄水的同时可将体内代谢废物、毒物及食入的多余药物等一并排出，减少肠道对毒素的吸收，防止有害物质在体内慢性蓄积而引发中毒。因此，服药时应喝足够的水，以利于有效地消除药品带来的副作用。

在医学上经常会听到脱水一词，有一少部分减肥者的减肥过程也会出现脱水现象，什么是脱水呢？脱水，指人体由于病变，消耗大量水分，而不能即时补充，造成新陈代谢障碍的一种症状，严重时会造成虚脱，甚至有生命危险，需要依靠输液补充体液。人体中的液体大量减少，常在严重的呕吐、腹泻或大量出汗、出血等情况下发生。脱水又分为低渗性脱水，即细胞外液减少合并低血钠，常见于高渗性或等渗性脱水时只补充水，而没有及时补充盐，如上述消化液的大量丢失等；高渗性脱水，即细胞外液减少合并高血钠，如水摄入不足、水丢失过多，以及高温环境下需水量增加，但补充不足等；等渗性脱水，即细胞外液减少而血钠正常，主要是医学因素造成的脱水，如急性大量失血、外伤性渗液等。

不论何种类型脱水，都存在细胞外液容量的减少。细胞外液约占正常成人体重的20%，细胞内液则占体重的40%。细胞外液又分为血浆（占体重的5%）和组织间液（占体重的15%）两部分。正常情况下，不同个体之间体液量的差别相当大，此主要决定于年龄、性别和肥胖程度。

根据体重的减轻（失水量）及临床表现，将脱水分为三度：一是轻度脱水，失水导致体重减轻2%~3%，或体重减轻5%，仅有一般的神经功能症状，如头痛、头晕无力，皮肤弹性稍有降低；二是中度脱水，失水导致体重减轻3%~6%，或体重减轻5%~10%，脱水的体征已经明显，并开始出现循环功能不全的征兆；三是重症脱水，失水导致体重减轻6%以上，或体重减轻10%以上，前述症征加重，甚至出现休克、昏迷等。

水是最容易造成体重数字变化的人体组成成分，喝水前后、出汗前后，体重都会有明显的变化。

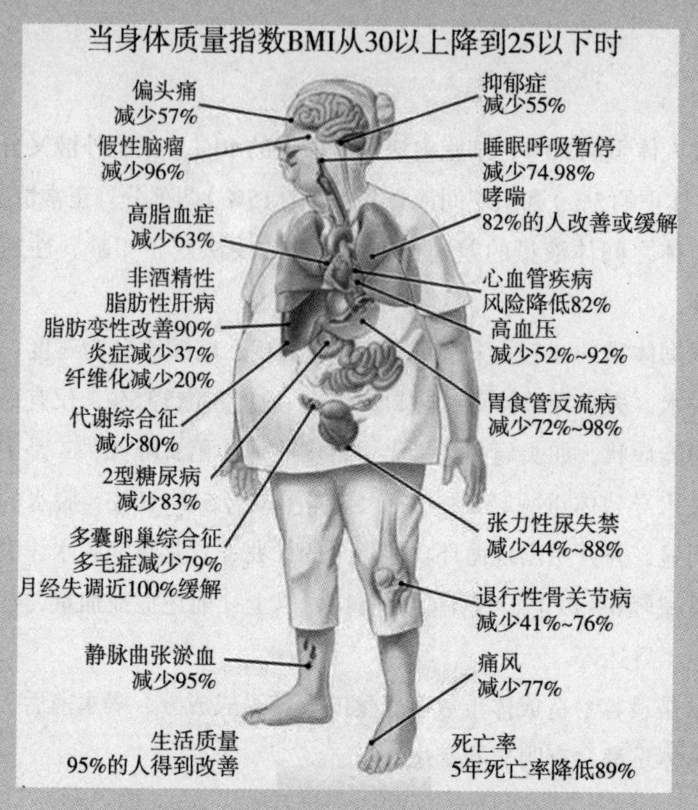

10. 量量身高，测测体重，你的身体质量指数是多少？

身体质量指数，简称体质指数，又称体重，英文为Body Mass Index，简称BMI指数，是用体重公斤数除以身高米数平方得出的数字，由19世纪中期的比利时通才凯特勒最先提出。现在主要用于统计用途，当我们需要比较及分析一个人的体重对于不同高度的人所带来的健康影响时，BMI值是一个中立而相对可靠的指标。BMI是世界公认的一种评定肥胖程度的分级方法，世界卫生组织（WHO）也以BMI来对肥胖或超重进行定义，是20世纪比较流行的衡量人体胖瘦程度，以及是否健康的一个标准。

身高体重指数这个概念，它的定义如下：体质指数（BMI）=体重（kg）÷身高^2（m）。

举例：一个人的身高为1.75米，体重为68千克，他的BMI=68/（1.75^2）=22.2（千克/米^2）。

BMI是与体内脂肪总量密切相关的一个指标，该指标考虑了体重和身高两个因素。BMI简单、实用，可反映全身性超重和肥胖。在测量身体因超重而面临心脏病、高血压等风险时，比单纯的以体重来认定更具准确性。它已经从单一的医学用途，逐渐演变为一般大众的纤体指标。

根据世界卫生组织（WHO）的标准，亚洲人的BMI若高于22.9便属于过重。亚洲人和欧美人属于不同人种，WHO的标准不是非常适合中国人的情况，为此制定了中国参考标准。

方法：①测量自己的身高和体重；②计算体质指数；③参照下表中国参考标准进行评价，了解自己是否需要控制体重。

身体质量指数（BMI）表

	WHO标准	亚洲标准	中国标准	相关疾病发病危险性
偏瘦	<18.5			低（但其他疾病危险性增加）
正常	18.5~24.9	18.5~22.9	18.5~23.9	平均水平
超重	≥25	≥23	≥24	

续表

	WHO 标准	亚洲标准	中国标准	相关疾病发病危险性
偏胖	25.0~29.9	23~24.9	24~27.9	增加
肥胖	30.0~34.9	25~29.9	≥ 28	中度增加
重度肥胖	35.0~39.9	≥ 30	——	严重增加
极重度肥胖	≥ 40.0			非常严重增加

由上表我们可以看出，理想的体重指数是22。

世界卫生组织肥胖的标准，是以西方人群的研究数据为基础制定的，一些数据基础不适合亚洲人群。对于不同的人种，同样的BMI可能代表的肥胖程度不一样，亚洲地区的BMI水平在整体上低于欧洲国家，多项研究表明，亚洲人在较低的BMI水平时，已经存在心血管疾病发病率较高的风险。也就是说，中国人在BMI高于25时，患高血压的风险就开始增加。中国肥胖问题工作组的这项汇总分析报告表明，体重指数增高，冠心病和脑卒中发病率也会随之上升，超重和肥胖是冠心病和脑卒中发病的独立危险因素。体重指数每增加2，冠心病、脑卒中、缺血性脑卒中的相对危险分别增加15.4%、6.1%和18.8%。一旦体重指数达到或超过24时，患高血压、糖尿病、冠心病和血脂异常等严重危害健康的疾病的概率会显著增加。

中国肥胖问题工作组根据20世纪90年代中国人群有关数据的汇总分析，提出了适合中国成人的肥胖标准：体重指数大于等于24为超重，大于等于28为肥胖。腰围是衡量腹部肥胖的一个重要指标，它反映了腹部脂肪蓄积的程度，而腹部脂肪的蓄积与一系列代谢异常有关。关于腰围的话题，我们在接下来会有专门的介绍。

研究结果显示，身体质量指数不仅具有局限性，也不适用于所有人，比如，未满18岁的青少年，专业训练的运动员，怀孕或哺乳中妇女，以及身体虚弱或久坐不动的老年人等。

当人们站在体重秤上看到自己体重减轻了，就会高兴地认为自己的减肥努力有了成果。还有些人努力减肥了一段时间，发现自己的体重几乎没有变化，就认为自己减肥失败了。这些人都把减重等同于减肥了，认为体重轻了人就瘦了，这其实是一个误区。身体质量指数原来的设计是一个用于公众健康研究的统计工具，当我们需要知道某一疾病是否与肥胖有关联时，就可以把病人的身高及体重换算成BMI值，再找出其数值及病发率是否有线性关联。随着科技进步和发展，要真正量度病人是否肥胖，体脂肪率比BMI更准确、BMI值可以作为一个参考值。除此之外，腰围、腰臀比和内脏脂肪等也是佐证是否肥胖的依据。

影响一个人的体重值大小的因素，除了体内含有的脂肪多少之外，还有其他影响因素，例如身体骨骼的大小、肌肉的比重、身体水分含量多少，身体当前的健康状态也能引起体重的变化。甚至就连所处地理位置、气候和季节等外在因素也能影响到一个人的体重大小变化。例如，我们在长期运动后虽然体重没有发生变化，但是发现身体变得紧致了，脂肪少了，腰细了，因为体育运动增加了身体的肌肉比例，而减少了脂肪的比例。在开始运动的两周内，你的体重很可能会不降反升，因为肌肉的比重大于脂肪的比重。因此，人的体重并不能切实地反映身材的胖瘦程度。也就是说，当你体重过重时，并不能说明你体内的脂肪过多了或者你长胖了，肥胖不等于体重过重，减重也不等于减肥。用身体脂肪率来判断是否肥胖，才是客观准确的。所谓身体脂肪率，指的是人体脂肪组织占身体总成分的比例值，这个比例值越大，说明人越胖。所以，我们减肥的目标不应该是减重，而是减脂。

BMI指数是指用高度及重量来计算出人体是否正常、超重及肥胖，既客观，又有局限性，它没有把一个人的脂肪比例计算在内，所以，一个BMI指数超重的人，实际上可能并非肥胖。举个例子，一个练健身的人，由于体重有很重比例的肌肉，他的BMI指数会超过30。如果他身体的脂肪比例很低，那就不属于肥胖，不需要减肥了。例如你体重为70公斤，脂肪率10%，表示你身体有7公斤的脂肪和63公斤的非脂肪组成，如骨头、肌肉、器官组织、血液等。

体质质数达标了，脸也很瘦，为什么肚子还是松松垮垮？那说明你身体里的肌肉太少，脂肪太多，这便是所谓的泡芙男，说明你体脂高。只有体脂率达到一个好的指标，才是健康的美。不但要瘦，还要有肌肉，肌肉是人体重要的组成部分，以为瘦就是美，而不锻炼肌肉是不对的。练出肌肉，也许体重会有上升，但是腰围变细、脸变小、身材更紧致，体型会有明显的变化。怎样算健康的身材？先看体脂率，再看内脏脂肪含量，体质指数是一个与体内脂肪总量密切相关的指标，这个数值通过体脂仪可以测量。好的身材就是下半生的幸福，下页这张图，告诉我们体质指数下降 5 %之后，身体功能的变化。

健康小贴士

女性如何量出真实的体重？

女性的体重受到月经周期的影响，经期之前会变重，经期之后会变轻。所以，每个月只称一次体重，就是在经期结束之后的第二天，清晨排便之后穿内衣称重，这才是你的真正重量。同时，还要量量腰围，算一算腰臀比值。

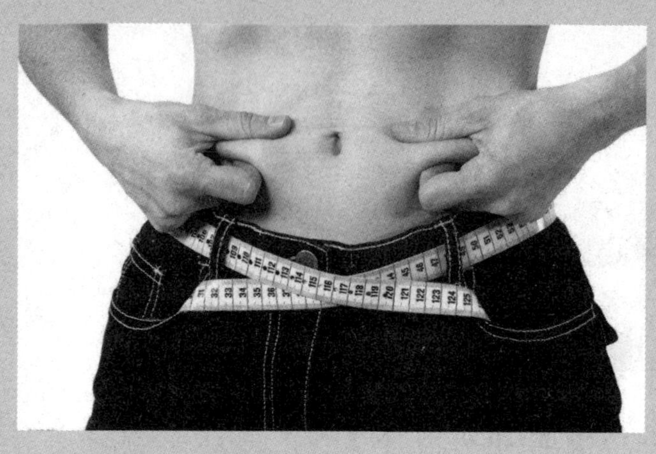

11. 量量腰围，测测臀围，看看你的腰臀比是否超标？

腰臀比（WHR）是腰围和臀围的比值，是评价是否为中心型肥胖，或腹型肥胖的重要指标。中心型肥胖和腹型肥胖是内脏脂肪含量高的标志。腰围是经脐部中心的水平围长，或肋最低点与髂嵴上缘两水平线间中点线的围长，用软尺测量，在呼气之末、吸气未开始时测量。臀围是臀部向后最突出部位的水平围长，用软尺测量。测量腰臀比的方法很简单，就是先测量腰围和臀围的尺寸，再用腰围数字除以臀围数字，得到的就是比值。女性得数在0.85以下，男性得数在0.9以下，就说明在健康范围内。

亚洲男性腰围平均为73.35cm，亚洲女性腰围平均为65.79cm。

而身高腰围指数（腰围/身高）×100，亚洲男性平均为42.79，亚洲女性平均为41.34。

亚洲男性臀围平均为88.82cm，亚洲女性臀围平均为91.66cm。而身高臀围指数（臀围/身高）×100，亚洲男性平均为52.07，亚洲女性平均为57.78。

为了方便参考，我们把欧美国家的数据也列出了：

欧美男性腰围平均为83.99cm，欧美女性腰围平均为72.55cm。身高腰围指数，欧美男性平均为47.84，欧美女性平均为44.53。

欧美男性臀围平均为98.37cm，欧美女性臀围平均为96.69cm。身高臀围指数，欧美男性平均为56.03，欧美女性平均为59.34。

由此可见，不论是亚洲人，还是欧美人，腰围平均值、身高腰围指数男性明显大于女性，也就是说，女性腰更细。而臀围平均值两性差不多，身高臀围指数平均值女性明显大于男性，也就是说，女性臀部相对更大。

腰臀比是早期研究预测肥胖的指标，是腰围和臀围的比值，腰臀比=腰围/臀围，这个比值越小，说明越健康。亚洲男性平均为0.81，亚洲女性平均为0.73；欧美男性平均为0.85，欧美女性平均为0.75。可以看出，腰臀比平均值男性明显大于女性，两性腰臀比差异比较明显。当男性腰臀比大于0.9，女性腰臀比大于0.8，从医学的角度可诊断为中心性肥胖。这是预测一个人是否肥胖及是否面临患心脏病风险的方法之一，它比测量体重指数的方法要相对准确。腰围尺寸大，表明脂肪存在于腹部，是危险较大的信号；而一个人臀围大，表明其下身肌肉发达，对人的健康有益。其分界值随年龄、性别、人种不同有差异。

关注腰臀比例，能让你随时了解自己的健康状态，还可以给自己建立一个警戒线，是个很有效的健康指标。一旦腰臀比例过大，也就意味着健康风险的加大。糖尿病、高血压就会很容易找上门来，对于男人来说，还更容易患上心脏病。从对血管、血脂和动脉闭塞的影响来看，腰部脂肪会破坏胰岛素系统，而且腰部脂肪的新陈代谢相当快，还会产生不同的激素，导致糖尿病、高血压、高血脂、冠心病、脑卒中等疾病的发生，另外，腰部脂肪还会导致肝肥大，使肝脏无法发挥正常功能。这就是人们常说的“腰带长，寿命短”的原因所在，因此说腰围臀围比是健康的风向标，一般来讲，脂肪堆积在腰腹部比堆积在大腿和臀部，对身体的危害要大得多。

腰臀比可以用来反映总体的健康状况。例如，研究表明腰臀比较小的人患糖尿病、冠心病和脑卒中的风险低。身体健康状况良好的女性也更适于怀孕、生育以及照顾和教养后代。已有研究表明，性激素会影响脂肪的堆积状况。睾丸激素即男性激素，能增加脂肪在腹部的堆积，而降低脂肪在臀部和大腿的堆积。相反，雌激素即女性激素，能抑制脂肪在腹部的堆积，而增加脂肪在臀部和大腿的堆积。由于不同激素的作用，成年男性和成年女性在腰部、臀部和大腿的身体特征完全相反，这是男性肥胖多为苹果型身材，而女性肥胖多为鸭梨型身材的原因。

腰臀比也是评价女性吸引力的标准之一。发表在2008年1月的爱思唯尔期刊《进化与人类行为》(Evolution and Human Behaviour)杂志上的一项研究显示，男人们之所以如此看重腰臀比是有进化依据的。从进化论的角度看，男性在选择配偶时最重要的是顺利把自己的基因遗传给后代，因此，男性会选择生育能力最强的女性作为妻子，而腰臀比从一个侧面表明了女性身体及生育的健康状况，男性用腰臀比来选择配偶是有道理的。德温达·辛格(Devendra Singh)研究了男性是否把腰臀比作为评价女性吸引力的重要尺度，辛格向男性呈现不同腰臀比的女性素描，有的女性的腰臀比是0.7，有的是0.8，有的是0.9，实验者要求在他们认为最有吸引力的图片上画圈。在选取的所有样本，包括非洲人、巴西人和美国人中，不同年龄的男性都认为腰臀比是0.7的女性最有魅力。从进化心理学讲，男人认为细腰肥臀、丰满大腿的女人更有魅力，也就是说，拥有沙漏型身材的女人更有魅力。现实中的实例也证实了这一点，维纳斯的腰臀比是0.7，而玛丽莲·梦露的腰臀比也是0.7。

研究人员强调，运动是减少脂肪的有效方法，同时,还可以增强下肢肌肉，而节食不能有效改变腰臀比。

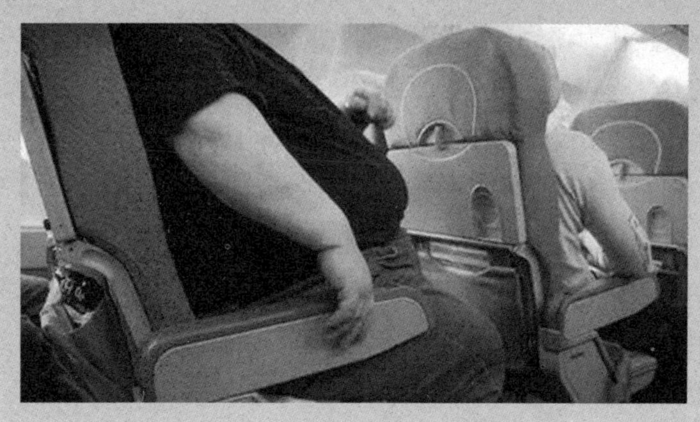

12. 内脏脂肪含量对身体健康有哪些影响?

减去内脏脂肪是健康减肥的根本，大家都知道导致肥胖的直接原因是身体脂肪的堆积。身体脂肪又分为皮下脂肪和内脏脂肪，当脂肪在身体里堆积到一定程度时，它们不再满足于居住在皮下，而是渐渐转移到脏器上，进入肝脏、胰脏、胃、肠道等脏器的周围以及血管之中，它们就成了内脏脂肪。内脏脂肪是人体最危险的脂肪，会给健康造成重压。内脏脂肪型肥胖与糖尿病、高血压、高血脂，并称为“死亡四重奏”。

我们先了解一下什么是内脏、内脏肥胖和内脏脂肪。前面我们已经了解了人的系统和构造，这里我们再简要回顾一下。内脏——是指人体体腔内，借管道直接或间接与外界相通的器官的总称。内脏主要集中于胸腹盆腔内，内脏是人体的脂肪仓库，食物进入肠胃的消化中除了转化成营养成分，还有一部分转化为脂肪，脂肪进入大肠、小肠，经过肠胃的蠕动作用，最终附着在腹膜上和脏器周边，形成厚达3~8厘米的脂肪层，这就是内脏脂肪。内脏脂肪和身体脂肪一样，是人体的重要组成部分，主要存在于腹腔内。内脏脂肪对我们的健康意义重大，一定量的内脏脂肪其实是人体必需的，因为内脏脂肪围绕着人的脏器，对人的内脏起着支撑、稳定和保护的作用。内脏脂肪过多，或者过少都不好。内脏脂肪过多带来身体代谢紊乱，长期内脏脂肪高会导致高血脂、心脑血管疾病、身体器官功能下降等并发症，现代社会很多内脏脂肪多的人表面看起来可能是体型肥胖，但也很有可能是体型偏瘦，我们生活中的很多人都需要给自己的内脏脂肪减肥。

内脏肥胖——是近年来医学上出现的新名词，是指脂肪不断堆积在体内。内脏肥胖的人脂肪多集中在腹部，腹部的脂肪大多在深部，日久会阻碍肝脏合成高密度脂蛋白，又称“好胆固醇”。内脏脂肪指数是衡量内脏脂肪高低的标准，可以用检测仪检测，指标男士不高于3，女士不高于5为好，高于这个指标就要注意了。内脏脂肪也被称作“危险的脂肪”，内脏脂肪堆积带来的是内脏肥胖，内脏肥胖的直接表现就是男人的将军肚、女人的游泳圈！内脏脂肪长期得不到清理，脂肪就会自动进入血液，随着血液循环到达四肢，导致大象腿、肥屁股、粗胳膊、大胖脸等全身性肥胖。临床表现为脂肪肝、胰腺炎、心脏病、脑卒中等病症。

内脏脂肪形成的原因。一是容易被忽视。世界卫生组织在对全球各个国家肥胖人群进行减肥观念普查报告中指出，91%关心家人健康的女性急于帮助家人或者自己减掉可怕的脂肪，但减脂的过程中，只注重减掉“皮下脂肪”，而忽略“内脏脂肪”。因为皮下脂肪显然易见，内脏脂肪却位于腹腔之中，各种瘦腰法无法清除藏于内脏的脂肪，有的体型偏瘦的人也会内脏脂肪多，所以，内脏脂肪很容易被人们所忽视。二是饮食不均衡。早餐经常吃得很少或者不吃，午餐和晚餐却很丰富，还经常吃夜宵。偏食，爱吃油腻食品或者甜食，肉多菜少。三是运动少。现代人坐的时间多于站着或走动的时间，外出不爱走路，在单位一坐就是一天，体育运动少。

内脏肥胖对健康有哪些危害呢？一是减肥总反弹。节食、运动等普通减肥方法减掉的都是臀部、手、腿等四肢游离脂肪，这些脂肪减少后，内脏脂肪自动进入血液，再次补充到四肢，这是减肥反弹的一个重要原因。二是产妇游泳圈。婴儿的生长、哺乳需要大量营养，肚子、臀部就会囤积大量脂肪，当内脏脂肪进入消化系统时，会对肝脏等器官造成损害，引发脂肪肝，还会扰乱新陈代谢，引发2型糖尿病和不孕。专家指出，女性腰围>85厘米就属于“内脏脂肪型”肥胖。三是多余的内脏脂肪无处存放，就会进入血液，导致高血脂。内脏脂肪还会增加心血管疾病概率，导致动脉炎症，甚至容易导致抑郁。糖尿病、高血压、高血脂、脂肪肝，已经成为困扰现代人健康的常见疾病，而且发病年龄有越来越年轻化的趋势。高血压、糖尿病、高血脂等危险因素也是引发“心脑血管疾病”的“杀手”。而肥胖往往被认为是“杀手中的杀手”。这是因为，正是肥胖导致了“三高”这些危险因素的发生。肥胖者中又以内脏脂肪过多的人群更易引发“三高”疾病。四是便秘。内脏脂肪囤积过多无法自然离开身体，严重影响消化功能，大肠堆满了油脂，导致粪便排泄困难，因此内脏脂肪堆积会引发顽固性便秘，引发疾病。五是脂肪肝。内脏肥胖的另一典型症状是脂肪肝，发病率也在不断上升，具有低龄化发病趋势。六是内脏脂肪高导致致癌。七是肥胖导致心脏肥大和心脏病。内脏脂肪高使心脏泵血效率大大降低，导致疲劳。当人们平躺的时候，腹部任何脂肪都会压迫肺脏，从而导致肥胖者躺下时感觉呼吸急促，呼吸越困难，就越容易造成血流中输氧量不足，进而导致全身乏力、免疫力受损，甚至高血压。八是内脏脂肪会破坏人体内部的信息传导系统，使内脏器官向身体输出错误化学信号，致使器官内部也开始堆积脂肪。

怎样知道自己是不是内脏肥胖呢？看一看自己的腹部是否凸起，腰带是否又紧了。腰带紧了，就意味着你的腰围发生变化了，如果有这样的情况就要注意了。临床显示，90%以上的“大肚子”都是内脏肥胖。从腰围来看，男性大于90厘米，女性大于85厘米，就是典型的内脏脂肪型肥胖。医学谚语里说的“腰围长，寿命短”就是这样的道理。

怎样控制内脏脂肪呢？从饮食的角度讲，一是多食用含有膳食纤维的食物，特别是可溶性食物纤维，它可以让排泄顺畅，吸收有害物质和胆固醇，将自由基和内脏脂肪排出体外。富含膳食纤维的食材有绿豆、番茄、葡萄柚等，在饮食中可以多食用。二是控制碳水化合物的摄入，含有碳水化合物的食物摄入过多，被析出的糖分代谢不掉，容易以脂肪的形式囤积在腹腔。选择低卡高质的碳水化合物食材，三餐摄入的比例为4∶4∶2，这是更有助于消化与代谢的黄金比例。三是吃好早餐，应确保早餐含有高蛋白和高纤维的食物。早餐能够促进新陈代谢，平衡血糖浓度，并且为上午提供身体必需的能量。四是不吃零食和甜品。零食、甜品脂肪含量高，薯片等膨化食品含淀粉多，糖果、甜饮料含糖多，产生的能量代谢不掉，就会以脂肪的形式储存起来，导致肥胖。从运动的角度讲，建议每天坚持规律的有氧运动，增强人们的抵抗力以及免疫力。要多做一些有氧运动，游泳、慢跑和快步走这几项运动对于减掉内脏脂肪效果显著。美国的运动专家发现，快速走可以提升体内脂肪的激素含量，所消耗掉的内脏脂肪比慢走要多47%。快走的节奏很重要，只有舒服地享受运动，才能让身体充分地呼吸，充分燃烧内脏脂肪。还可以做一些仰卧起坐等运动，每天由少到多，需要长期坚持。

去内脏脂肪较好的食物主要有：甘薯，它能中和体内因过多食用肉食和蛋类所产生的富余酸，保持人体酸碱平衡。甘薯还含有较多的纤维素，能润滑消化道，起通便作用，并可将肠道内过多的脂肪、糖、毒素排出体外，起到降脂作用。燕麦，含有极丰富的亚油酸和丰富的皂苷素，可降低血清胆固醇、三酰甘油。玉米，含丰富的钙、硒、卵磷脂、维生素E等营养物质，具有降低血清胆固醇的作用。海带，含丰富的牛磺酸，可降低血及胆汁中的胆固醇；所含的食物纤维褐藻酸，可以抑制胆固醇的吸收。

内脏脂肪和皮下脂肪存在并发的关系，内脏脂肪很容易引发皮下脂肪的增多，这就是为什么很多肥胖者通过减肥药等多种形式进行减肥，最后很容易反弹的根本原因。内脏脂肪不减，只减皮下脂肪治标不治本，也不是健康的减肥方式。内脏脂肪比皮下脂肪难减，可使用促进身体新陈代谢、增加身体中的肌肉含量的方法，因为肌肉所消耗的热量是等量脂肪的9倍，有利于消耗内脏脂肪。

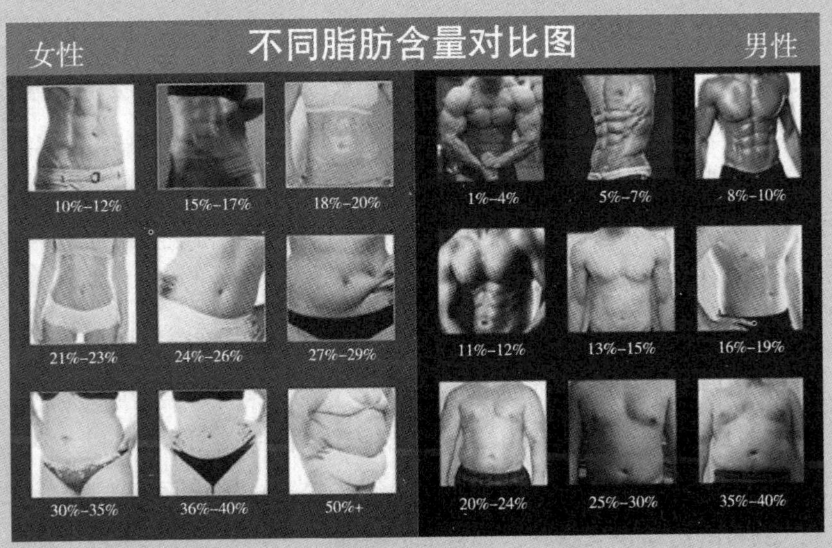

13. 减肥的核心要素，身体脂肪率

减肥，顾名思义是减肥肉，也就是所谓的减脂肪。当我们站到体重计上称体重时，所秤的数事实上是骨骼、肌肉、器官、体液及脂肪组织等相加的总重，所以使用体重计无法让我们知道我们体重的减轻，到底减掉的是水分、肌肉，还是脂肪。如果你想知道身体组织变化情况，就要学会测量体脂率。管理身体，从控制体脂率开始，纠正错误的减肥，就是降低体重的错误观念。

为什么要知道身体脂肪率呢？这是因为身体脂肪含量对人类的健康和寿命起到了非常重要的影响。前面我们已经了解了脂肪在人体内主要分布在皮下组织、大网膜、肠系膜和内脏周围等处，它不仅是人体代谢的主要能源，而且也是人类发育及健康所必需的物质，是构成脑细胞的主要成分，适量的脂肪有助于保护大脑各项功能，特别是记忆力。脂肪是人体吸收利用维生素所必需的物质，同时还充当保护内脏的“缓冲材料”，保持身体正常体温，保持毛发和皮肤的健康，在我们的身体里发挥着巨大的作用。

肥胖是慢病的源头，不论是中医、西医，还是健康管理师都在告诫我们，减少疾病，一定要控制好体重，肥胖是身体内的脂肪多了，控制好身体脂肪率——体脂率，就是本书讨论的重点问题之一。体脂率降下来了，内脏脂肪率减少了，腹腔留给肠胃的蠕动空间也就大了，肠胃的运动越来越好，有利于提高基础代谢率，有利于消化和排泄身体中的有毒有害物质，促进身体健康。所以说，控制好体脂率，你的身材自然优雅，体重自然下来，身体自然健康。

那么，什么是体脂率呢？体脂率就是身体脂肪率，是指人体内的脂肪含量在体重中所占的比率。体脂肪可以计算出来，这里介绍一个公式，女性的身体脂肪公式，参数a=腰围（分米）×0.74，参数b=［体重（千克）×0.082］+34.89，身体脂肪总重量（千克）=a−b，身体脂肪百分比=（身体脂肪总重量÷体重）×100%。男性的身体脂肪公式，参数a=腰围（分米）×0.74，参数b=［体重（千克）×0.082］+44.74，身体脂肪总重量−千克=a−b，体脂率（身体脂肪百分比）=（身体脂肪总重量÷体重）×100%。

体脂率的计算和测量的方法还有很多，有的比较麻烦，有的数据有误差，现在减肥人群中流行使用体脂仪进行监控和测量，简便易行。测量需要养成良好的习惯，测量的最佳时间一般是早晨，从充足的睡眠（7~8小时）醒来之后，此时你的体重和腰围等的测量数据是相对准确的。人体的体重是由哪些部分构成的，从前面的介绍中我们已经知道了，答案是：骨骼、肌肉、水和脂肪等。①骨骼是先天形成的，无法后天改变，所以骨骼大、骨密度高的人，体重也比骨骼小、骨密度低的人高。②肌肉是人体的第二心脏，它不但是健康和力量的象征，更是保持身体充沛精力和良好状态的重要因素。肌肉体积小、质量高，也就是密度大，有着紧实漂亮的弹性线条。因此，肌肉多的人体重比肌肉少的人高。③水是最容易造成体重数字变化的人体组成成分。喝水前后，出汗前后，体重都会有明显的变化。④脂肪的多少才是真正判定一个人是否肥胖的标准，脂肪是密度最小的人体成分，其特点是密度小、体积大。可以看出，体重的构成和变化原因复杂，单纯用BMI来衡量一个人的胖瘦，目前来看是不全面的，结合体脂率，才能较为全面地了解一个人的胖瘦情况。体脂率是反映一个人胖瘦程度最直观有力的数据，剔除了骨骼、肌肉和水分对体重数字的影响。体脂率还根据性别的不同，男女的评测标准也不同，女性因为生理原因，如排卵、生育、哺乳等，体脂相对比男性高。体脂不仅包括皮下脂肪，还包括内脏脂肪。因此，并不是所有体脂率低于15的男性和低于22的女性，都有漂亮紧实的身材；同样的，并不是所有穿着衣服看上去苗条的帅哥和美女，体脂率都在正常范围之内。

要知道一个理想体型的正常人，体脂含量通常在13%~20%（男士），而飞人乔丹的体脂含量曾一度达到3.4%，这一数据已经被认为是篮球运动员的极限，NBA热火队巨星韦德则是同样惊人地达到过3.5%，而詹姆斯在选秀时的体脂含量为6.7%，进入NBA后曾逐渐下降到6%。

综上所述，我们对体质指数（BMI）和体脂率有这样的分析和认识：①低BMI+低体脂率=消瘦。这种情况一般是由于内分泌或者消化吸收障碍导致的，这样的男性往往很难练出肌肉，而女性则容易面临经期紊乱的问题。②低BMI+高体脂率=隐藏性肥胖。一般是由于反复节食、缺乏运动、肌肉含量低导致的。③高BMI+高体脂率=肥胖。这是各种潜在严重疾病的高危人群。④健康正常的身体是：当BMI处在健康范围内，而且体脂率比较低，能看到紧致漂亮的线条。比如：一个身高182公分的青年男子，73公斤的体重，13%的体脂率，那么，你基本可以判断出，他有着较为强壮的肌肉和健美的体型。

由此可见，想了解自己的肥胖指数，检验自己的减肥效果，必须从体脂率着手。体脂率下来了，才算减肥有成效。检测体脂率有人体脂肪测量仪来帮你完成，它能让你在家轻松测量体脂率。主要原理是，由于人体内的电解液具有天然的导电性，血液及肌肉中含有电解液，而脂肪成分中则相对较少。换句话说，体内肌肉越多，脂肪越少，则电流容易通过。反之，对于体内肌肉较少，而脂肪较多的人群，则电流较难通过。按照这个原理，就可以通过测量阻抗值，对人体成分进行评估了。因此，即便是两个体重完全相同的人，也有可能测出不同的体脂率。不过也要提醒我们的是，体脂率要看长期趋势，测量的时候最好选择固定时段。比如每天早晨起床后测量，那就都在这个时段测量，如果是在晚上睡觉前测量，那就都在这个时段测量。体脂率在不同的时段会有一定的数据差，所以，体脂率的测量要在同一时段进行测量和数据比较。若体脂率已经降到标准范围，仍希望可以拥有更好的肌肉线条，力量训练可以使你更加健美。

【体脂率计算范例】假如你是一名65千克体重的妇女，具有23%的体脂肪，你的目标是减少10千克。最初身体脂肪=65千克×23%=15千克（14.95四舍五入），身体非脂肪组成重量（骨头、器官、血液…）=65千克-15千克=50千克，目标体重=65千克-10千克=55千克，由以上例子得知，此妇女想要减少10千克的目标是不实际，也是不健康的。这名55千克体重的妇女，身体质量为50千克，想要减肥到55千克，于是只有5千克的脂肪；占身体的9%（体脂率），从上面的身体脂肪图表中，可以发现这个过低的脂肪率（低于10%）是有害的。

那么，这个妇女到底减多少体重合适呢？比较好的目标是体脂率从23%降到18%，于是：体脂肪=65千克×18%=11.7，如果按照四舍五入大约是12千克。目标体重=身体质量+体脂肪=50千克+12千克=62千克。因此，从65千克降到了62千克，她不但减重了，而且减到健康的体脂率18%，这个体脂率也是一个运动员的体脂率范围。

人体的脂肪含量是不是越少越好呢？当然不是。脂肪过少，会引起脱发，会导致机体营养缺乏，引起记忆衰退，使脑细胞受损严重，直接影响记忆力，我们就会变得越来越健忘。女性身体脂肪过少，会引起更多严重后果。医学专家指出，女性的体脂百分比至少要达到17%，才能维持正常的月经周期，这也是她们将来能够健康怀孕、分娩及哺乳的最低脂肪标准。同时，女性体内缺乏脂肪，会造成雌激素水平不足，影响钙与骨结合，无法维持正常的骨密度，造成骨质疏松，容易发生骨折。

要判断你是不是肥胖，那么，测量你的体脂率要比单纯测量你的体重更加科学标准，体脂率是最忠实的胖瘦指标。目前，国际上常用的一些体脂率测量方法，还有水下称重测量法、皮脂钳测量法、排空气测量法、生物电阻测量法、核磁共振等。现代科技的日新月异，为我们提供了简单易操作的体脂仪，在家里很快就能测出你的体脂率了。

减肥作为永久的话题，是一个健康范畴的事情。走出减肥的误区，我们应该关注什么呢？在我的分享中经常有人问：为什么我体重和他一样，看起来却没那么瘦、肌肉线条没那么明显？其实，这个问题就出在“体脂率”上。我们在前面的叙述中说过，一个体重50千克、体脂率30%的人，其体内有15千克的脂肪，因为脂肪体积大，所以，即使身高、体重都相同，看起来就是会比体脂率低的人显得臃肿与肥胖。因此，把体脂率控制在合理的范围才是我们减肥的关键。减肥，顾名思义是减脂肪，而不是减体重，在减肥的过程中我们应该关注身体中体脂率的变化，只有体脂率的改变，我们的减肥才能有效果，在体脂率降低的同时，我们还要关注内脏脂肪含量，因为减内脏脂肪比减体脂率还要难。

健康小贴士

问答预测你的体脂肪率

现在比18岁时的体重多了5千克以上。

吃饭像秋风扫落叶一样，一下扫光餐盘中所有的东西。

体重没变，但肌肉却越来越松弛了。

嘴总是不停，包里总能找得着零食。

和油炸食物是好朋友，不能和它分家。

腰围除以臀围的比例大于0.76。

你有“电梯小姐”的雅称，即使是从一楼到二楼也得搭乘电梯。

你总是不断地减肥，又不断地反弹。

结果：六个以上是肯定答案的话，说明体脂肪率在30%以上，危险指数：8，你体内已经囤积了许多多余的脂肪，再不采取行动改善的话，你会越来越胖。体脂肪率超过30%算是肥胖，不仅外表看起来臃肿，也容易患各种疾病，赶快下定决心开始减肥大战，重新做回低脂美人。3~5个是肯定回答的话，体脂肪率在25%~30%，危险指数：5，你看起来虽然不胖，但不结实。这可能也说明你正一步步向肥胖族靠近，赶快改变饮食方式与生活习惯，并开始做运动。两个以下是肯定答案：体脂肪率在25%以下，危险指数：2，你的体脂肪率没有超过25%，可以放心。保持好的饮食方式和生活习惯是保持你美丽身材的最佳途径。

健康小贴士

男子的体脂率体型特点

4%~6% 臀大肌出现横纹（健美运动员最理想的竞技状态）。

7%~9% 背肌显露，腹肌、腹外斜肌分块更加明显（健美运动员竞技状态）。

10%~12% 全身各部位脂肪不松弛，腹肌分块明显。

13%~15% 全身各部位脂肪基本不松弛，腹肌开始显露，分块不明显。

16%~18% 全身各部位脂肪就腰腹部较松弛，腹肌不显露。

19%~21% 腹肌不显露，腰围通常是 81~85cm。

22%~24% 腹肌不显露，腰围通常是 86~90cm。

25%~27% 腹肌不显露，腰围通常是 91~95cm。

28%~30% 腹肌不显露，腰围通常是 96~100cm。

31% 以上 腹肌不显露，腰围通常是 101cm 以上。

（13%~20% 为理想型）

健康小贴士

女子的体脂率体型特点

8%~10% 极少数女运动员达到的竞技状态（会引起闭经、月经紊乱）。

11%~13% 背肌显露，腹外斜肌分块更加明显（女子健美运动员竞技状态）。

14%~16% 背肌显露，腹肌分块更加明显。

17%~19% 全身各部位脂肪不松弛，腹肌分块明显。

20%~22% 全身各部位脂肪不松弛，腹肌开始显露，分块不明显。

23%~25% 全身各部位脂肪基本不松弛，腹肌不显露。

26%~28% 全身各部位脂肪就腰腹部明显松弛，腹肌不显露。

29%~31% 腹肌不显露，腰围通常是81~85cm。

32%~34% 腹肌不显露，腰围通常是86~90cm。

35%~37% 腹肌不显露，腰围通常是91~95cm。

38%~40% 腹肌不显露，腰围通常是96~100cm。

41%以上 腹肌不显露，腰围通常是101cm以上。

（18%~25%为理想型）

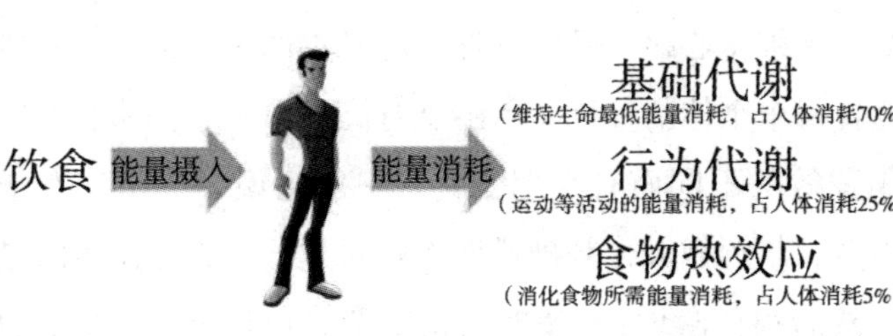

14. 基础代谢、基础代谢率与卡路里

上面我们简要介绍了基础代谢，下面我们就来谈谈基础代谢问题，以及基础代谢与卡路里转换的关系。

基础能量代谢决定了人体能量最基本的需要量，它对生命存在起到了十分重要的作用，如体内细胞功能、蛋白质合成等。它占据了每日能量需要的70%左右，也就是一天当中能量消耗的3/4左右。基础能量消耗相比较于身体活动能量消耗、食物生热作用来说更加稳定，每天变化不大，它是区分不同人之间能量需要的重要指标。基础能量消耗，是通过基础能量代谢率，即人体每分钟的基础能量消耗计算得到的。

在这里，我们需要进一步明确一下基础代谢和基础代谢率的概念。基础代谢是指人体在基础状态下的能量代谢。单位时间内的基础代谢称为基础代谢率。所谓基础状态，是指室温在20~25℃、清晨、空腹、清醒而又极其安静的状态。在这种状态下，排除了肌肉活动、环境温度、食物特殊动力效应和精神紧张等因素的影响，体内的能量消耗主要用于维持心跳、呼吸、体温等基本的生命活动。基础代谢率数值是随着每个个体的性别、年龄、身高、体重、健康状况、身体组成、荷尔蒙等的不同而有生理变化。一般来说，男子比女子高，幼年比成年高。年龄越大，基础代谢率相对越低。人在出生时基础代谢率最低，然后很快激增，5岁时达最高值，以后逐渐减弱，20~30岁大体上保持恒定值，其后到老年缓慢降低。随着年龄的增加，肌肉的流失加速，基础代谢率也会明显走低。成年女子值比男子低5%~7%，这是因为女子比男子的体脂率高的缘故。

基本代谢率（BMR）是在静态下用于呼吸、心跳、氧气运送、腺体分泌，肾脏过滤排泄作用、肌肉紧张度、细胞的功能等所需的热量。简单来说，若你的基本代谢率是1200卡路里，而你整天都在睡觉，没有任何其他活动的话，一天也会消耗1200卡路里。基础代谢率反映了人体细胞的代谢能力，细胞的生理功能不同，其代谢能力也不同。一般来说，脂肪组织和骨骼组织几乎不代谢热量，因此基础代谢与瘦肉组织，也就是我们身体中的肌肉成正比关系，可以这样说，人体的体脂率越低，肌肉组织就越多，基础代谢率也就越高。

机体产生的能量最终全部变为热能，值得注意的是，单位体表面积的基础代谢量会随着年龄、性别、季节、营养状况、服药、被测试者的体质、测试的时间以及病理状态等的变化而变化。因此，为了比较不同个体能量代谢的水平，可用机体每小时每平方米体表面积散发的热量（$kJ/h\cdot m^2$），即基础代谢率（BMR）来表示。在临床上常用基础代谢仪，测定单位时间的耗氧量（O_2L/h）。

除此之外，测量基础代谢率的方法还有很多，比如：

（1）基础代谢率%=（脉率+脉压）-111（Gale）；

（2）基础代谢率%=0.75×（脉率+脉压差×0.74）-72（Read）；

（3）基础代谢率%=1.28×（脉率+脉压差）-116（Kosa）等。

当然，还有其他的一些方法。这里我们介绍一个比较流行的、简单方便的基础代谢率的测算方法（Harris-Benedict公式），这个基础代谢率的计算公式是：

男性：66+（13.7 × 体重）+（5.0 × 身高）-（6.8×年龄）。例如：王先生，体重80千克、身高180公分、今年24岁，他的每天基础代谢率（BMR）是：66+（13.7×80）+（5.0×180）-（6.8×24）=66+1096+900-163.2=1898.8卡路里。

女性：655+（9.6×体重）+（1.7×身高）-（4.7×年龄）；例如：李小姐体重55千克、身高165公分、今年21岁，她的每天基础代谢率（BMR）是：655+（9.6×55）+（1.7×165）-（4.7×21）=655+528+280.5-98.7=1364.8卡路里。

男性和女性的基础代谢率计算方式有所不同，主要是在一些身体的特别组织上存在男女差别的缘故。而且，每个人会依照身高、体重、年龄的不同，而算出不同的基础代谢率。

基础代谢率的计算公式比较麻烦，去医院用机器测量也不方便，健身人群常用的体脂仪在测量体脂率的同时，也可以测量基础代谢率，可以作为我们的参考数据，使用测量也很方便。

基础代谢率的实际数值与正常的平均值相差10%左右，属于正常范围。超过正常值20%时，就应该进行检查了，看看是否有身体上的病变。一般来说，甲状腺功能亢进时，基础代谢率要比正常标准高出25以上，最高时可达80%；甲状腺功能减退时，基础代谢率比正常标准要低20%~40%，所以，在医学上基础代谢率常用于甲状腺功能检查。其他如肾上腺皮质和脑下垂体功能低下时，基础代谢率也会降低。基础代谢量中，心脏、呼吸肌、消化管以及血管平滑肌等的力学功，以及肝脏、肾脏等分泌活动而引起的功能性消耗，由各个细胞引起的基础消耗，约占其3/4，同一环境下基础代谢量与其体表面积成正比。

影响基础代谢率最常见的因素有哪些呢？一是身体原因。如上面说到的甲状腺功能亢进的病人机体热产生增加，机体的基础代谢率增加，而甲状腺功能低下时，基础代谢率也下降。二是肌肉活动。我们身体肌肉活动时，骨骼产生的热量可以增加若干倍，可占总产热量的75%~80%。其增加的程度与肌肉活动的强度有关。如步行时比安静状态增加约3倍，而剧烈运动时，可增加10~20倍。机体在从事繁忙的脑力劳动时，可通过神经途径加强骨骼肌的肌紧张和肾上腺的活动，也增加产热量。三是食物的特殊动力效应。机体在进食后的一段时间内，较进食前的产热量有额外增加。蛋白质食物可额外增加产热量30%，糖类或脂肪食物可增加4%~6%。人进食普通混合食物时，每日因进食增加产热600~800kJ。出现这种现象的机制目前还不十分清楚。四是环境温度。在20~30℃的自然环境中人体能量代谢最为稳定。气温高于或低于这个范围，特别是季节转换时，产热量均有所增加。比如，当人体受寒冷刺激时，反射性地首先引起肌紧张增加，继而出现寒战的反应。寒战就是骨骼肌发生的、小的节律性收缩。作用的特点是伸、屈肌同时活动，几乎不能做外功，此时所消耗的能量全部变为热量，其最大产热率可达每分钟39.2kJ/kg，使机体产热比平时高4~5倍。气温为30~45℃时，机体产热也会有所增加，这是由于此时体内化学反应速度增加的缘故。五是内分泌腺的活动。如上所述，甲状腺素能促使氧化代谢增强，肾上腺素也可使细胞内氧化反应增强，同时引起血糖浓度升高和血糖利用增强，进而使产热量增加。

我们知道了基础代谢和基础代谢率，那么它和卡路里有什么关系呢？基础代谢率是人体重要器官运作时所消耗的最低热量，它会随着年龄的增长，呈逐渐下降的趋势。基础代谢率高说明你的身体功能年轻，能量消耗大，反之，则能量消耗减少，身体功能衰退。提高基础代谢率最健康有效的办法就是运动与营养均衡的饮食，同时增加身体中肌肉的含量。对于需要控制体脂率、想减肥的人来说，首先要在营养均衡的情况下减少热量摄入，还要想办法增加肌肉含量，提高基础代谢率。有了正确的基础代谢率后，可以根据这个数值和每日的工作劳动强度来估算一天身体消耗的热量，再根据一天身体消耗量，来决定我们一天的食物摄取量，若是要进行减重计划时，每天摄取的热量比消耗的热量就要减少。比如一个人如果每天减少摄入的热量500卡路里的话，这样一个月下来可减少15000卡路里的摄取，大约可减去2公斤的体重。因此，了解基础代谢率的概念和原理，是减肥计划的基础，也可以说是衡量一个减肥者是否成功的重要一步。基础代谢率决定了身体中大部分的热量消耗，因此，代谢率低的人，在减肥时就会吃很大的亏。前面我们知道了基础代谢率占了人体总热量消耗的70%左右，是人体消耗热量最多的一项，所以，基础代谢率的高低会影响减肥的速度与效果。也就是说，基础代谢率低的人容易成为肥胖一族，如果单纯靠节食来减肥的话，本身基础代谢率低的人，即使吃得少，由于代谢不足，也还是会变胖的。所以，提高基础代谢率是我们走出减肥误区的重要一步。

生活中我们会发现，有些人吃得很多，也不忌口，但是，不见他们长肉发胖。可是，有的人吃得不多，却容易囤积肥肉，体重不断往上攀，就是我们常说的喝凉水都长肉的那种。关键在于我们每日摄取的热量多于需要的热量，加上没有足够的消耗来代谢多余的热量，因此，它就只能转化为脂肪，囤积在你的体内。所以，要想减肥，就要瞄准卡路里的控制点，管理好卡路里进和卡路里出。

我们已经知道了基础代谢的意义，基础代谢率的计算方法，也就是我们已经知道了卡路里是怎么出去的。控制计算饮食摄取的热量。为了管理好卡路里的进与出，我们还应该学会计算自己的一日所需热量。在实际生活中，我们每个人每日所需的热量，会因为工作类型和生活习惯的不同而不同，因此，要想知道自己的所需热量，就要根据自己的生活习惯选出适合的计算方式。这里有一组工作生活类型数值（系数）：①长时间坐在办公室、教室里、很少运动或是完全没有运动的人（1.2）；②偶尔会运动或散步、逛街、到郊外踏青，每周少量运动1~3次的人（1.3）；③有持续运动的习惯，或是会上健身房，每周运动3~5次的人（1.5）；④热爱运动，每周运动6~7次，或是工作量相当大的人，比如从事体力劳动的人（1.7）；⑤工作或生活作息需要大量劳动，相当消耗能量的人，比如运动员人群（1.9）。这个数值在下面的所需热量计算方式里要用到。

我们介绍的一日所需热量计算方式是，一日所需热量=基础代谢率×工作生活类型数值（系数）。根据这个计算方法，我们举例说明：贾先生的基础代谢率（BMR）是1898.8卡路里，他习惯每周运动跑步三天，工作量不算大，他选择1.5。因此，他的一日所需热量=1898.8 ×15=2848.2卡路里。而刘小姐的基础代谢率（BMR）是1364.8卡路里，她长时间坐在电脑前面工作，很少运动，所以选择1.2。因此，她的一日所需热量=1364.82×1.2= 1637.76卡路里。根据计算出来的卡路里热量，就可以知道自己一天该摄取多少热量了。如果摄入的热量过多，我们就要选择运动来消耗掉这些热量，这样才不会让体脂率增加。

人体的热量消耗有三个主要途径：一是饮食；二是活动；三是基础代谢率。而基础代谢率在这其中起到非常关键的作用，如果你想要减肥，与其辛苦节制饮食，还不如提高基础代谢率比较实际，不仅可以让你拥有理想的体重，更可以让自己散发青春的光彩。

健康小贴士

关于体温的小常识

接近体表部分的温度称为表层温度，其中最外层皮肤表面的温度为皮肤温度。表层温度易受环境温度等因素的影响而变动，特别是皮肤和四肢末端的温度波动更大。机体深部的温度，称为体核温度。比较稳定，各部位之间的差异也小。体温是指体核温度。内脏和组织的温度，取决于局部的代谢水平，通过该部位的血流量和血液的温度，与周围组织间温度梯度的大小。在医学上一般采用测定直肠温度、口腔温度、腋窝温度来反映体温。我们的身体中直肠温度正常值为36.9~37.9℃，口腔（舌下）温度比直肠低0.2~0.3℃，腋窝温度比口腔温度低0.3~0.4℃。体温低于34℃可引起意识的丧失，体温高于42℃时可引起细胞实质损害，高于45℃将有生命危险。正常人的体温呈现明显的周期性昼夜变化：清晨最低，午后最高，波动幅度一般不超过1℃，体温的这种周期性昼夜变化称为昼夜节律或日节律，与下丘脑的生物钟功能有关。成年女性的体温平均比男性高0.3℃，女性体温随月经周期呈现节律性波动，是由于黄体分泌黄体酮的生热效应所引起。儿童、青少年的体温较高，随着年龄的增长体温逐渐降低，趋近于成年人。情绪紧张时，肌肉张力增加和激素的作用，使产热量增多，体温会升高。一般夏季的体温较冬季的体温高。

我们知道身体是需要体热平衡的，机体产热和散热之间保持相对平衡的状态，称为体热平衡。

身体的产热方式主要有：一是基础代谢产热。基础状态下，70%左右的基础代谢产热量来自于内脏和脑等深部组织器官，它们是基础状态下主要的产热器官。肝脏和脑的代谢水平高，产热多。二是食物特殊动力效应产热。三是骨骼肌运动产热。骨骼肌是肌肉运动时主要的产热器官，其产热量可占机体总产热量的90%。四是寒战产热与非寒战产热。在寒冷环境中，此种方式可增加产热量，维持体温的相对稳定。机体受到寒冷刺激时，最初骨骼肌出现寒冷性肌紧张而增加产热量，以维持体温。在寒冷刺激继续加强时，伸肌群和屈肌群同时发生不随意的节律性收缩，即寒战。而机体处在寒冷环境中时，除寒战产热外，体内还会发生广泛的代谢产热增加，这一现象称为非寒战产热。寒冷环境中，交感神经兴奋，可使褐色脂肪迅速分解产热。

我们身体的散热主要有：一是人体的散热途径。皮肤是人体的主要散热部位，而且受体温调节机制的调控。二是机体内热量到达皮肤的途径。机体内的热量通过热传导和血液循环两条途径到达皮肤，再从皮肤散发到外环境中。这种热传导受脂肪层厚度的影响。皮肤血管口径受交感神经紧张性变化的调节，使皮肤血流量在很大范围内变动，调节皮肤散热量。

皮肤散热方式主要有：一是辐射，物体温度大于绝对零度时，都能以热射线形式向周围放射能量，这称为辐射散热。散热量取决于皮肤温度和周围物体表面温度之间的温度差、有效的辐射面积以及物体的颜色等因素。在常温和安静状态下，机体热量的约60%通过辐射散发。二是传导，传导是指相互接触的物质分子层的传热现象。效率取决于皮肤表面与接触物表面的温度差、物体的热导率、接触面积等。三是对流，通过冷、热空气的对流使机体散热，称为对流散热。受风速的影响。四是蒸发，人体的蒸发分为不感蒸发和发汗两种形式。不感蒸发是指机体中的水分直接渗透到体表汽化蒸发的现象。不受人体生理性体温调节机制的控制。发汗是指汗腺的分泌和汽化达到散热的效果。受环境温度、风速、空气湿度等因素的影响。在环境温度等于或高于皮肤温度的情况下，蒸发散热成为机体唯一的散热方式。五是发汗，指汗腺分泌汗液的活动。分为大汗腺和小汗腺。大汗腺主要集中于腋窝、乳头和阴部等处。小汗腺分布于全身皮肤，掌心和脚底最多，其次是头部，躯干和四肢比较稀少。小汗腺受交感胆碱能神经的支配。掌心和足底的汗腺也受肾上腺能神经支配。大汗腺不受神经支配。由体内外温热性刺激引起的汗腺分泌，称为温热性发汗。是一种全身的小汗腺都分泌汗液的现象，其生理意义在于蒸发散热，调节体温。下丘脑的发汗中枢起重要作用。由精神紧张或情绪激动引起的发汗称为精神性发汗，与体温调节无关，主要发生于掌心、足底和腋窝。在进食辛辣食物时，口中的痛觉神经末梢受到刺激也可反射性地引起头部和颈部发汗，称为味觉性发汗。

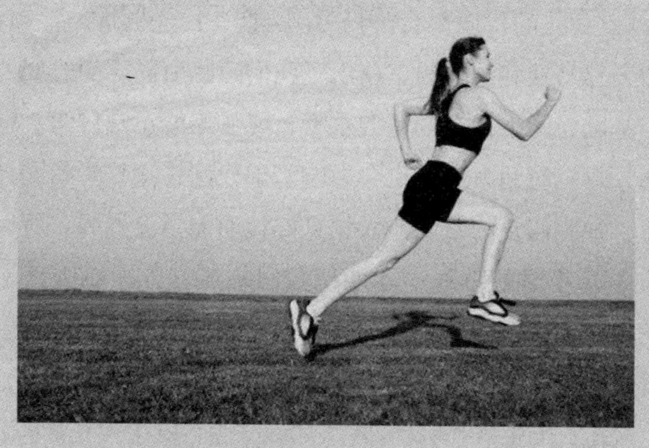

15. 如何提高基础代谢

我们知道基础代谢率是人体保持生命体征所消耗的最低热量，且人体的热量消耗有三个主要途径：饮食、活动和基础代谢率。而基础代谢率在这其中起到非常关键的作用，如果你想要减肥，与其辛苦节制饮食，还不如提高基础代谢率比较实际，不仅可以让你拥有理想的体重，更可以让你散发青春的光彩。基础代谢率是人体重要器官运作时所消耗的最低热量，它会随着年龄的增长，呈逐渐下降的趋势。基础代谢率高说明你的身体功能年轻，能量消耗大，反之，则能量消耗减少，身体功能衰退。提高基础代谢率最健康有效的办法就是运动与营养均衡的饮食。对于想减肥的人来说，首先要在营养均衡的情况下减少热量摄入，还要想办法增加基础代谢率。

一是养成好的生活习惯。①要保证充足的睡眠时间。我们在休息

（睡觉）时，身体的代谢率会降低10%~15%，这也是经常赖在床上，睡懒觉的人容易发胖的原因，超出了我们睡眠所需要的时间，继续懒在床上，基础代谢维持在较低的水平，能量不能正常代谢。但是，如果我们每天睡觉时间太少，也会影响基础代谢，睡眠时间同样是身体器官休息、细胞修复的时间，没休息好代谢能力会减弱。所以，保证每天晚上七八小时的睡眠，才能使我们的器官更好地休息，身体才有更好的代谢能力。②如果是因为工作需要熬夜的话，建议多补充富含B族维生素的食物，或者直接补充B族维生素的维生素B_1、维生素B_2、维生素B_6、维生素B_{12}及叶酸、烟碱酸等，维生素B属水溶性维生素而不易储存在体内，在促进新陈代谢、提供能量、保护神经组织细胞等方面作用大。现代人因为工作用餐时间不固定、营养不均衡，导致B族维生素的缺乏，影响健康，因此，固定补充B族维生素，对于促进机体代谢，非常有益。③养成泡澡的习惯。泡澡是另一个促进新陈代谢最简单的方法之一，利用高温反复入浴的方式，促进血管收缩、扩张，并刺激汗腺发汗，每次泡澡3分钟，休息5分钟再入浴的循环重复三次，就能在不知不觉中消耗大量能量，效果相当好。同时，泡澡也能促进老旧角质更新，保持肌肤光滑细致。值得注意的是，心脏不好的人并不适合洗三温暖或常泡热水澡，此时不妨以传统的保健良方——热水泡脚来取代，这不仅能使脚部微血管扩张，促进全身血液循环，还可增加细胞通透性，提高新陈代谢，同时达到健身的作用，并且改善双脚冰冷的情况。

二是摄入足够热量。①我们每个人的现有体重公斤数乘以22（也可以用基础代谢率 × 系数的方法），就是每天所需的热量卡数。如果在饮食中摄入量减少，身体会误认为你在挨饿，需要平衡，用来维持呼吸、心跳等的基础代谢便会自动降低，代谢率会降低20%~30%。

如果出现这种情况，就会影响身体功能的正常运转。严重的时候还会造成营养不良，所以，营养摄入不足，每天只吃水果蔬菜的人，特别是只用两个苹果果腹的人，就会出现无精打采、昏昏沉沉、疲乏困倦的现象。②用足够蛋白质来挥霍热量。确保每日所需热量的10%~20%来自蛋白质。它可以提高新陈代谢率，让我们每天多消耗150~200卡路里热量。蛋白质的主要成分是氨基酸，与脂肪和碳水化合物相比，氨基酸很难在人体内消化分解，身体主要器官需要消耗更多的能量来消化吸收它。进食淀粉、糖类、脂肪食物只是为了满足身体需要，不会增加身体的代谢率。蛋白质则不同，吃下去之后会让身体温暖，升高自身体温。③按时吃好早餐。我们睡觉时体内代谢速度降低，当我们开始进食早餐时，肠胃被激活，开始蠕动，吸收营养，代谢速度随着肠胃的蠕动恢复加快。如果错过早餐，你的机体只好等到午饭时才能开始燃烧热量，才能加快代谢速度，等于你自动放弃了早餐所带来的3个小时的能量代谢时间，如果你正在减肥，早餐是一定不能省掉的。

三是重视身体功能的调整。①刺激甲状腺激素。如果身体甲状腺功能低下，代谢率最多可低至正常的50%。反之，甲状腺功能亢进的人消耗过大，胃口好却总不胖。混合在胡椒和辣椒中的辣椒素可以暂时刺激身体，使身体释放更多的荷尔蒙，如肾上腺素等，从而加速新陈代谢，并提高燃烧热量的能力。通常爱吃辣椒的人食欲比较低，这是因为吃辛辣食品容易使人感到饱。②保持性激素分泌。性激素的分泌影响着身体的基础代谢，性激素分泌会随着年龄增加而减少，进而引起基础代谢率降低，这也是为什么很多人进入中年后身体会发胖的原因之一，保持规律的性生活可以提高性激素的分泌，增加自身的基础代谢率。③多喝水促进肠胃蠕动，并透过流汗或排尿，把体内多余的毒素和废物排出来，多饮水不仅没有热量，还能加速新陈代谢，可谓一举两得。④喝绿茶。绿茶中的氨基酸、多酚类和维生素等成分，可以帮助降低血脂和胆固醇，并能调节脂肪代谢，除此之外，茶中的咖啡因同时具有利尿和刺激胃液分泌的作用，还可增加肌肉的呼吸速度及工作量，因此，多喝不含糖的绿茶有益健康。且具有利尿作用，经常饮用对于皮肤粗糙、消除水肿、改善便秘等都有所助益。另外，每天早晨喝点醋，也可提高人体新陈代谢，因为含有氨基酸的醋，能促进消耗体内过多脂肪，加强蛋白质和糖类的代谢。

四是增加身体肌肉量。①增加身体瘦体重的含量。瘦体重会提高基础代谢率，提高基础代谢率会增加人体的消耗量。身体里的肌肉比例越高，基础代谢率就越高，反之，体脂率越高，相对来说，基础代谢率就越低。所以，增加身体中的瘦体重含量，提高肌肉水平，是非常重要的。运动是提高瘦体重含量的健康方式，保持每周运动3~4次，每次30分钟左右，交替运用有氧运动和无氧运动，补充足够的蛋白质。②利用正确的按摩手法也能促进代谢。体内淋巴液与血液循环是否通畅，会影响身体对于废物、毒素等物质的排除速度，因此透过正确的按摩手法，也能维持血液循环的顺畅，加速代谢，顺利处理体内废物。所谓按摩不是随意压一压、捏一捏，按摩手势是由末梢往心脏进行，这种从四肢末梢朝心脏方向按摩的向心性按摩，对于推动淋巴及血液的流动有所助益，能使肌肉的代谢更加旺盛，提供细胞更多促进代谢的营养素与帮助脂肪燃烧的氧气，同时加速排除废物，每天看电视的时候顺便做做按摩，轻轻松松就能更健康。③增加肌肉组织。人体内的肌肉组织越多，越能燃烧更多热量，使新陈代谢加速，30岁之后，肌肉会逐渐流失，进而导致代谢下降，若想维持良好的代谢速度，就必须增加肌肉量。随着年龄的增长，身体开始出现老化现象，特别是脏器的老化和肌体组织的流失，需要我们给身体梳理，排出毒素，补充能量，改善身体功能，强化青春基因的表达方式，抑制身体内部的老化因子的干扰和影响。一台汽车，我们需要给它营养（加油）才能前进，工作一定的时间（5000公里）需要到专业的4S点进行换机油、清洗空滤等，每5万公里要进行一次大的保养，检测和更换一些元器件。人也是一样的，工作到一定时间也需要保养，也需要外源性营养品等的干预，以实现肌体的年轻化，提升身体的质量，增强预防疾病的能力，延长健康的寿命，提高幸福指数。④坚持锻炼。每次运动之后，人体基础代谢率会持续升高24小时。运动时前15分钟燃烧的是“肝糖类”，半个小时后开始燃烧脂肪。30分钟的运动量，可以帮助我们消耗热量、减轻体重外，更大的好处是运动之后，能将氧气带到全身各部位，提升新陈代谢率。所以，我们建议，每周运动三次，每次30分钟，这便是运动的333原则。

五是一定要吃好早餐。早餐是恢复代谢速度的信号，熟睡时体内代谢速度降低，当我们开始再进食时，代谢速度随着恢复加快。如果你错过早餐，你的机体只好等到午饭时才能开始燃烧热量，才能加快代谢速度，如果你正在减肥，早餐是一定不能省掉的。如果你知道了健康管理的意义，那就从早餐开始吧。

六是根据体温的知识，提高身体的体温能够有效地提高基础代谢率。研究发现，体温每升高一度，基础代谢率提高12%，虽然这种基础代谢率的维持时间比较短暂，一般两个小时左右，但是，意义却很重大。所以，采用物理升高体温的方法，对于脂肪的燃烧是有价值的，比如保持或者升高室温以增加身体的温度、泡脚等，特别是泡脚在增加体温的同时，还可以提高神经末梢的血液循环，提高基础代谢率和肌体活力，当你微微出汗时，还有利于脂肪的燃烧，非常有益于身体的健康。

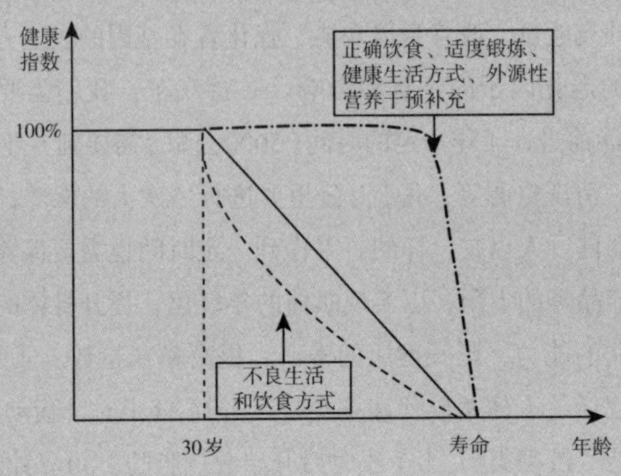

16. 尊重客观规律，画好生命曲线

人的一生都希望自己活得健康，活得优雅，活得自信，到老了还可以笑傲江湖。一个朋友说得好：今天不养生，明天养医生。如果让你小病一星期，你会发现金钱不重要，家人和身体最重要；如果让你大病一个月，你会发现金钱特重要，身体和家人特特特重要；如果让你大病半年，估计你愿意放弃眼下一切的金钱和名利去换回你认为重要的东西——身体的健康。遗憾的是，这个世界上大部分人都是好了伤疤忘了疼，包括你我。所以，当我看到这段话的时候，我更加坚定地知道在生命中最重要的是——身体的健康。

百年人生，对于我们说长不长，说短亦不短，我们生活在一个现代化的快节奏时代，在这段看似固定的岁月中，可做的事情多了许多，我们的生活充实了很多，也精彩了很多。即使时间不留痕迹地从我们身边轻轻滑过，现代人依然有许多法宝让自己变得青春，充满活力。比如，促进青春活力的营养品，留住美丽肌肤的护肤品，这些能把我们牢牢地捆绑在青春十字架上的物质，确实使我们看似年轻了。但是，千百年来的生物进化规律，岂容一点点外来物质所能改变？古往今来，人们不断地追求长生不老，随着人类的进步和发展，到了秦朝时期，长生才第一次获得实践。古有秦始皇东海求仙，于是留下了秦皇岛这个美丽的地名。孙悟空大闹王母娘娘的蟠桃会，也是为了求得一只仙桃。无论是秦始皇，还是孙悟空，都渴望能长生不老。古今中外的故事告诉我们，长生不老只能是人们美好的愿望，尤其是古代的帝皇们追求长生的失败，留给我们的常识是，长生不可能实现。因而，人们更加相信，人类绝对不可能实现人的长生不老，因为这是违背客观规律的。

生活的态度也要调整，以前用健康换金钱，现在要用金钱换健康。有所谓的人生三历：少年争取的是好学历，中年成功与否看经历，年纪越来越大就要留意病历。无论如何，生活中一定要保持健康快乐，心如顽童，笑口常开，向天再借50年！2017年最潮、最精辟的4句实话：①不要炫耀你的钱，在医院那就像纸；②不要炫耀你的工作，你倒下了，无数人会比你做得更出色；③不要炫耀你的房，你去了，那就是别人的窝；④不要炫耀你的车，你离开了，车钥匙就握在别人手里了！你唯一可以炫耀的是——你的健康！当别人都走了，你还可以晒着太阳，喝着茶，享受着健康的生活。所以，请善待自己，因为，零件不好配，价格极其贵，不但价格贵，真的没有货。

目前，人们无法改变衰老，直至消亡的现实。我们会认为，白发和皱纹是人衰老的早期迹象，实际上，人体一些部位在我们外表变老之前，功能就开始退化。因而，有些常识，我们是必须清楚的，一是人类自然衰亡的客观规律；二是人体器官衰老的自然现象。比如，我们的大脑在20岁的时候就已经开始衰老了，随着我们年龄越来越大，大脑中神经细胞（神经元）的数量逐步减少。我们降临人世时神经细胞的数量达到1000亿个左右，但从20岁起开始逐年下降。到了40岁，神经细胞的数量开始以每天1万个的速度递减，从而对记忆力、协调性及大脑功能造成影响。英国伦敦帝国学院健康照护健保信托机构顾问、神经学家沃基特克·拉克威茨表示，尽管神经细胞的作用至关重要，但事实上大脑细胞之间缝隙的功能退化对人体造成的冲击最大。

肺20岁开始衰老，肺活量从20岁起开始缓慢下降，到了40岁，一些人就出现气喘吁吁的状况。部分原因是控制呼吸的肌肉和胸腔变得僵硬起来，使得肺的运转更困难，同时，还意味着呼气之后一些空气会残留在肺里导致气喘吁吁。30岁时，普通男性每次呼吸会吸入2品脱（约合1136毫升）空气，而到了70岁，这一数字降至1品脱（约合568毫升）。

皮肤在25岁开始衰老了，据英国布拉德福国民保健信托的皮肤科顾问医生安德鲁·莱特博士介绍，随着生成胶原蛋白（充当构建皮肤的支柱）的速度减缓，加上能够让皮肤迅速弹回去的弹性蛋白弹性减弱，甚至发生断裂，皮肤在我们25岁左右开始自然衰老。死皮细胞不会很快脱落，生成的新皮细胞的量可能会略微减少。从而带来细纹和薄而透明的皮肤，即使最初的迹象可能到我们35岁左右才出现（除非因为抽烟或阳光损害加快皮肤老化）。

头发30岁开始衰老。

肌肉30岁开始老化，肌肉一直在生长，衰竭；再生长，再衰竭。年轻人这一过程的平衡性保持很好。但是，30岁以后，肌肉衰竭速度大于生长速度。过了40岁，人们的肌肉开始以每年0.5%~2%的速度减少。经常锻炼可能有助于预防肌肉老化。

骨骼35岁开始衰老，英国利物浦安特学医院风湿病学教授罗伯特·穆兹解释说："在我们的一生中，老化骨骼总是被破骨细胞破坏，由造骨细胞代替，这个过程叫骨转换。"儿童骨骼生长速度很快，只消2年就可完全再生。成年人的骨骼完全再生需要10年。25岁前，骨密度一直在增加。但是，35岁骨质开始流失，进入自然老化过程。绝经后女性的骨质流失更快，可能会导致骨质疏松。骨骼大小和密度的缩减可能会导致身高降低。椎骨中间的骨骼会萎缩或者碎裂。80岁的时候我们的身高会降低5cm。

乳房35岁开始衰老。人到了35岁，乳房的组织和脂肪开始丧失，大小和丰满度因此下降。从40岁起，女人乳房开始下垂，乳晕（乳头周围区域）急剧收缩。尽管随着年龄增长，乳腺癌发生的概率增大，但是同乳房的物理变化毫无关联。曼彻斯特圣玛丽医院乳腺癌专家加雷斯·埃文斯表示，人体细胞随年龄增大受损的可能性更大，如此一来，控制细胞生长的基因可能发生变异，进而引发癌症。

眼睛40岁开始衰老，随着视力下降，眼镜成了众多年过四旬中年人的标志性特征，远视影响我们近看物体的能力。英国南安普顿大学眼科学教授安德鲁·罗特表示，随着年龄的增长，眼部肌肉变得越来越无力，眼睛的聚焦能力开始下降。

心脏40岁开始老化，随着我们的身体日益变老，心脏向全身输送血液的效率也开始降低，这是因为血管逐渐失去弹性，动脉也可能变硬或者变得阻塞，造成这些变化的原因是脂肪在冠状动脉堆积形成：食用过多饱和脂肪。之后输送到心脏的血液减少，引起心绞痛。45岁以上的男性和55岁以上的女性心脏病发作的概率较大。英国一家制药公司的一项新研究发现，英国人心脏平均年龄比他们的实际年龄大5岁，可能与他们的肥胖和缺乏锻炼有关。

肾50岁开始老化，肾过滤量从50岁开始减少，肾过滤可将血流中的废物过滤掉，肾过滤量减少的后果是，人失去了夜间憋尿功能，需要多次跑卫生间。75岁老人的肾过滤量是30岁壮年的一半。

前列腺50岁开始老化。伦敦前列腺中心主任罗杰·吉比教授称，前列腺常随年龄而增大，引发的问题包括小便次数的增加。这就是良性前列腺增生，困扰着50岁以上的半数男子，但是，40岁以下男子很少患前列腺增生。前列腺吸收大量睾丸激素会加快前列腺细胞的生长，引起前列腺增生。正常的前列腺大小有如一粒胡桃，但是，增生的前列腺有一个橘子那么大。

听力在55岁左右开始老化，英国皇家聋人协会的资料显示，60多岁半数以上的人会因为老化导致听力受损。这叫老年性耳聋，是因“毛发细胞”的缺失导致，内耳的毛发感官细胞可接受声振动，并将声振动传给大脑。

肠55岁开始衰老，健康的肠可以在有害和有益细菌之间起到良好的平衡作用。巴兹和伦敦医学院免疫学教授汤姆·麦克唐纳表示，肠内友好细菌的数量在我们步入55岁后开始大幅减少，这一幕尤其会在大肠内上演。结果人体消化功能下降，肠道疾病风险增大。随着我们年龄增大，胃、肝、胰腺、小肠的消化液流动开始下降，发生便秘的概率便会增大。

味觉和嗅觉60岁开始退化，我们一生中最初舌头上分布有大约10000个味蕾。到老了之后这个数可能要减半。过了60岁，我们的味觉和嗅觉逐渐衰退，部分是正常衰老过程的结果。它可能会因为诸如鼻息肉或窦洞之类的问题而加快速度。它也可能是长年吸烟累积起来的结果。

膀胱65岁开始衰老，65岁时，我们更有可能丧失对膀胱的控制。此时，膀胱会忽然间收缩，即便尿液尚未充满膀胱。女人更易遭受膀胱问题，步入更年期，雌激素水平下降使得尿道组织变得更薄、更无力，膀胱的支撑功能因此下降。人到中年，膀胱容量一般只是年轻人的一半左右。如果说30岁时膀胱能容纳两杯尿液，那么70岁时只能容纳一杯。这会引起上厕所的次数更为频繁，尤其是肌肉的伸缩性下降，使得膀胱中的尿液不能彻底排空，反过来导致尿道感染。

声音65岁开始衰老，随着年龄的增长，我们的声音会变得轻声细气，且越来越沙哑。这是因为喉咙里的软组织弱化，影响声音的音质、响亮程度和质量。这时，女人的声音变得越来越沙哑，音质越来越低，而男人的声音越来越弱，音质越来越高。

肝脏70岁开始老化，肝脏似乎是体内唯一能挑战老化进程的器官。英国莱斯特皇家医院的肝外科顾问大卫·劳埃德解释说："肝细胞的再生能力非常强大。"他称手术切除一块肝后，3个月之内它就会长成一个完整的肝。如果捐赠人不饮酒不吸毒，或者没有患过传染病，那么一个70岁老人的肝也可以移植给20岁的年轻人。

所以，在30岁左右的时候，我们的身体就开始走下坡路了。随着年龄的增长，我们的身体还会开始出现疼痛，英国《每日邮报》网站2016年11月的一则报道称：一项研究发现，人们24岁就开始出现头疼或者偏头疼，33岁会背疼，39岁左右就长出第一根白头发。研究人员列出了一个成年人开始体会特定的健康问题的时间表。据对2000人所进行的调查发现，30多岁的人一般在32岁时觉得关节脆弱，37岁时膝盖出现问题。大多数女性到了50岁的时候会爱出汗，而一般人出现关节炎和关节疼痛的时间是40岁。报道称，尽管年轻时身体健康，但有1/5的人说他们现在遇到了一些因为过去的运动损伤而出现的健康问题。随着年龄的增长，我们会出现更多健康问题，这种情况是不可避免的。30岁以上的人有2/3说能够感觉到随着年龄的增长健康状况下降。然而，有四成的人说他们认为自己衰老的过程比父母好些；有六成的人声称，年纪越大对自己的健康越重视。人们主要担心的是心脏健康、记忆问题和压力程度，而非一些无关紧要的疼痛。四成的成年人说，他们觉得自己在20岁的时候最健康。而有1/4的人认为自己30多岁的时候身体最棒。有一半的人说，他们相信年纪越大，寒冷天气对健康的影响越大。三成的人说，他们年轻时选择的生活方式现在显现出了后果。值得注意的是，现在疼痛的罪魁祸首是饮食不规律、缺乏锻炼、酗酒和睡眠不足。吸烟和日光浴过多是许多人说他们已经养成的坏习惯。有一成的人抱怨倒班令身体状况不佳，还有1/4的人说工作压力大导致现在出现一些健康问题。研究还发现，一般人每年生病三次，但是并不去看医生。

正确地认识这一自然规律，更有利于我们管理好自己的身体。了解了这些，才会更加珍惜生命，注重生活质量，形成科学理念，养成健康绿色的生活习惯。我们已经知道，人在出生之后，生命指数是健康向上的，除了有先天性疾病的人，30岁左右生命指数开始发生变化，走下坡路了。在这个过程中，有两个方面的问题值得我们注意，脏器的老化和肌体组织的流失。脏器的老化会让我们的营养吸收和毒素的代谢能力下降，肌体组织的流失会让我们的身体功能下降，出现退行性改变，比如说变胖、脱发、出现眼袋及皱纹等，以及因为肌体免疫力下降导致的各种疾病等。这是我们30岁以后，大部分人都会感觉到身体或多或少地开始出现一些问题的原因，为什么过了30岁后，我们就开始出现这样那样的问题了呢？原因在于虽然我们营养的摄入跟原先是一样的，但身体对于营养的吸收率下降了，细胞需要的营养素补充不足，机体营养吸收不足，就会出现这些问题。而随着年龄增长，基础代谢能力逐渐减弱，能量消耗变少，所以，虽然还吃同样的食物，由于摄入和产出不平衡，身体就会比原先胖。而基础代谢能力降低后，身体的排毒能力也跟着下降，排毒能力不足，就会导致各种毒素堆积在体内，出现各种疾病。

我们暂且把人的一生用一条坐标来表示，那么，有的人是按照自然规律走了一条直线，有的人走的就是曲线，身体管理好的人走的是上曲线，身体管理不好的人走的是下曲线。打破这个规律，将人的生命轨迹由直线变为曲线的因素有哪些呢？人的一生，就像是运行在坐标中的曲线，30岁之前，生命力比较旺盛，而随着年龄的增长，生命指数逐渐走下坡路，直到生命指数归零，这是亘古不变的自然规律，谁都无法去改变。在这个过程中，每个人的运行曲线是不一样的。有的人注重健康管理，自我保健意识强，好的状态会让自己的生命曲线蓬勃向上。有的人放纵自己的行为，不良的因素让人在很差的状态下走到终点，而且过度使用自己的身体，这个终点很有可能提前到来。这里所说的优雅，即是在衰老的过程中能保持一个良好的状态，比如到了老年期依然健康、保持活力，身材不肥胖走形，有一份向上的好心情。如果说您到80多岁了还能在广场健身，还能在郊野漫步，而不是病歪歪地整日躺在病床上，等待他人的照顾，那是不是优雅地衰老呢？如果我们现在管理不好自己的身体，我们的曲线是下曲线，那么身体就会被各种疾病缠身，虽然可能也活到较高的年龄，但生活质量却是非常差的，躺在床上度过余生。试想，当一个人躺在床上生活，而别人和自己一样的年龄却自己散步、买菜，自己可以料理自己的生活；别人的家人上班工作无牵无挂，而你的家人却为了照料你的生活而不断奔波，一会儿单位，一会儿医院，影响了他们的学习和工作。总结一下就是“三个带来”：给自己带来痛苦，给家人带来麻烦，给社会带来负担。

影响“三个带来”的因素有哪些呢？我们一般认为有这样几个：由饮食和吃而引发的营养问题；由锻炼方法而引发的身体素质问题；由生活方式而引发的有毒有害物质的摄入和排出问题；由肌体变化而引发的衰老问题，由情绪心态而引发的内分泌变化问题；由积极干预而带来的身体调整和改变。而这些问题反映在我们的身体里，基本上与肥胖有关，而肥胖的表现就是我们身体中的脂肪过多，改变了我们身体的体脂率。

吸烟和过量饮酒也会加速衰老，不喜欢锻炼身体，使肌肉减少，脂肪堆积，代谢能力变差，心理因素也是人们保持健康与长寿的很重要的因素，积极向上的心情很重要。生活方式对人的影响也是不可忽视的因素，不良的生活方式会给我们带来疾病和过早的衰老。

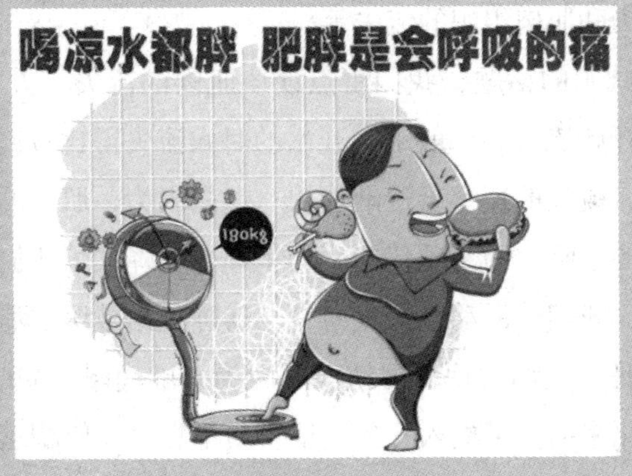

17. 生理功能的改变，影响人的胖瘦吗？

基础代谢在热量代谢中起到多数、关键的作用，如果想要减肥，提高基础代谢率是非常重要的。人到30岁之后，生命指数开始下降，主要是肌体组织的流失和脏器的老化，我们身体的内脏包括消化系统、呼吸系统、泌尿系统、生殖系统的所有器官。内脏在形态与发生上，与胸膜、腹膜和会阴关系密切，三者也均属内脏范畴。内脏主要集中于胸腹盆腔内。从减肥的角度讲，脏器的老化带来了营养吸收功能的减弱，同时也使排毒能力发生了改变。比如，我们30岁之前吃一个苹果，我们可以吸收这个苹果100%的营养，可是，30岁之后，我们还是吃一个苹果，我们所吸收这个苹果的营养就会大打折扣。排毒的功能也是一样的，由于脏器的老化，一些毒素排不出去，日积月累就会成疾。肌体组织的流失包括脑量的流失、骨量的流失、淋巴腺体组织的流失和肌肉组织的流失等。

由于是减肥的话题，我们重点谈谈肌肉的流失。人在30岁左右的时候肌肉开始流失，一般来讲开始的时候流失得比较慢，随着我们年龄的增长，流失的速率会逐渐加快。这是因为，肌肉的流失导致了基础代谢率的下降，而基础代谢率的下降也就降低了我们代谢热量的能力。同时，我们的活动量大大减少，新陈代谢减缓，消耗的热量随之减少。但是，我们的饮食习惯没有因为基础代谢率的改变而改变，依然保持了原来的能量摄入，加上饮食质量提高、应酬多，摄入的总热量大于消耗的热量，这个时候我们就出现了能量不守恒，也就是热量的摄入大于代谢，多余的热量就会放到我们人体的仓库里储存起来，以备不时之需，而这种存储的方式就是转换成脂肪存储，久而久之，我们的体脂率不断升高，内脏脂肪含量不断增加。表现为厚厚的脂肪贴在腹部、腰臀、大腿以及内脏上面，就有了男人的将军肚、女人的游泳圈，伴随的还有麒麟臂、大象腿、水桶腰、大饼脸等，肥胖逐渐形成，这也是我们很多人常说的中年发福的主要原因。

2016年，著名医学杂志《柳叶刀》发表的全球成年人体重调查报告显示，中国已经超越美国，成为全球肥胖人口最多的国家。我国的肥胖情况还呈现出两大特色：一是增幅迅猛；二是中国人以腹型肥胖为主，不少人年纪轻轻就挺起了将军肚。受基因影响，中国人的脂肪更倾向于堆积在深皮下组织和内脏组织中，这种隐形的“胖”比欧美人看得见的“胖”更危险。因为器官周围如果被厚厚的脂肪包围，可能引发一系列疾病。肥胖的危害我们在后面还有专门讨论，这里我们列举三点：一是糖尿病。中国人胰岛素敏感性不是很高，肥胖会让胰岛素雪上加霜，极易受糖尿病侵袭，这也是目前中国糖尿病患者数居全球首位的重要原因。二是“三高”问题。中国人肥胖并发症流行程度要高于白种人，其中血脂异常风险30%，高血压风险28%，代谢综合征风险38%，高尿酸症高达48%，这些都是诱发心脑血管疾病的关键指标。肥胖还是导致冠心病的独立危险因素之一，超过标准体重，每增加5公斤体重，患冠心病概率就升高14%，脑卒中危险率提高4%。正常人的肝内总脂肪量，约占肝脏重量的5%，超过5%则为轻度脂肪肝，超过10%为中度脂肪肝，超过25%为重度脂肪肝。如果不治疗，脂肪肝可能发展为肝硬化甚至肝癌。三是骨病、关节病。中国人骨骼厚度和宽度相对较小，体重增加容易引发关节炎、肌肉劳损等问题。此外，由于我们奶制品摄入量不足，骨骼质量相对较差，一旦胖了，对骨骼和关节都是额外负担。

中年发福不是福气，管好体重，才是最大的福气，不想被肥胖毁掉身体，平时一定要控制好体重，尤其是中年人。如何做好健康管理，控制好体脂率，我们讲了很多，这里再强调一下。一是遵循饮食的法则。吃饭时要注意进食顺序，饭前喝汤，接着吃菜，再吃饭，尽量用热量较低的食物填饱肚子，就不会摄入过多高热量食物。细嚼慢咽不但能帮助肠胃消化，还能产生饱腹感，让人更容易感觉到饱。吃饭七分饱，慢慢养成控制饮食的好习惯。少吃主食和甜食，与年轻时相比，中年人要结合自己的能量消耗，每日应减少摄入300~500大卡热量。主要方法是控制碳水化合物和脂肪的摄入，少吃精米精面和甜食，不吃零食，多吃粗粮、蔬菜、瓜果、豆类等，增加优质蛋白质，如鱼肉、鸡肉、蛋奶、豆制品等。二是提高运动量。能站着的时候就不坐着，避免久坐也是控制体重的好方法，平时应积极动起来。最好能做到一周三次，每次半小时左右的中等强度运动量。快走、游泳、慢跑、羽毛球、乒乓球等运动，都是不错的选择。正在减肥的人，建议一次持续运动别超过1小时。为了减轻膝关节负担，可以选坐着或躺着能做的运动。由于代谢减缓，中年人要适度增加力量训练，以增加肌肉比例，降低体脂率。平时工间可以练习下蹲、深蹲、侧抬腿、侧卧压腿等动作。三是朋友之间一起管理体重，能起到互相监督的作用。比如，你今天不想动了，朋友说一句“我这个月体脂率下降了2个百分点”，会刺激你控制体脂率。

在基础代谢率问题的讨论中，我们知道了身体当中瘦体重含量和基础代谢率的重要性，所以，提高身体中瘦体重的含量，以减脂增肌为目的，提高基础代谢率，是我们减肥者应该引起重视的问题。

最近，我在网上看到这样一个信息，图文并茂。人体就像一艘船，遵循热力学定律：卡路里进，卡路里出。体重增加是因为摄入的卡路里大于消耗掉的卡路里，要减重就要少吃多运动。这种说法是对的，但是，不全面。对于身体重量的管理，我们常说减肥，而不说减重，其实，这是对的，不难看出导致人体肥胖的原因与脂肪有关，所以，人体肥胖的根源是脂肪的代谢出现了问题，导致堆积在体内。是什么原因导致了脂肪的堆积呢？我们慢慢来分析一下。

从饮食管控的角度讲，当你的身体需要卡路里却得不到的时候，身体的调控功能将会放慢新陈代谢，以减少能量的损耗。而不是通过复杂的生化反应，把身体里的脂肪转成能量。由此看来，少吃只会减少身体消耗，并不能帮我们减少脂肪。相反，节食时间长了，身体的调控功能会以为饥荒来临，便想办法囤积脂肪。从另一个方面说，我们每日三餐，都会激发三个小时的能量代谢，如果我们采用节食的方法，每放弃一餐，等于放弃了三个小时的能量代谢时间。在我们的身体中，脂肪代谢的卡路里微乎其微，卡路里的代谢主要靠肌肉来实现。所以，在遇到饥荒的时候，身体会牺牲肌肉，保留脂肪，肌肉减少了，基础代谢就会下降。一旦节食坚持不住了，哪怕只是吃和以前同样多的食物，身体也会认为吃多了，于是，就会把这些多出来的热量转化成脂肪储存起来，结果是反而比以前更胖了。

从改变体脂率的角度讲，每个人的新陈代谢都有一个控制点，这个控制点每个人都不同，新陈代谢快的人，比新陈代谢慢的人控制点低。这个控制点不取决于卡路里摄入和消耗的多少，体重增加，是因为控制点升高了。早在20世纪50年代，美国生理学家Kenndy提出体重控制点的假说。他认为，如同身体的体温一样，寒冷时身体颤抖，在太阳下，身体会流汗，这是为了维持住身体的恒定体温。当身体发觉你的体重低于预定值的时候，就会通过升高食欲、厌倦运动等方法，促使你的体重恢复到所谓的正常状态。这个所谓的正常状态，就是我们维持身体体温的需要。基础能量消耗，是维持生存必需的消耗，对于缺乏锻炼的人，这个消耗就在总花费中占去了大半。即便你每日入口的食物总量不变，只需基础消耗长期轻微升高或者降低一点，你的体重就可能发生惊人的变化。所以说，体重相同的人，每日的基础能量消耗可能大不一样。打个比方说：升高了的控制点就好像是堵塞了的水槽，水槽没有堵塞的时候，倒进去的水很快就流走了，倒进去多少，流走多少，倒入的水越多，流走的越多。当水槽出现堵塞的时候，倒入的水多了，水就会从水槽里漫出来。那么，水槽堵塞了怎么办？一般会采用三种方法：一是每天限制用水的量，少量的水可以顺着堵塞的缝隙慢慢渗下去；二是不断地用水瓢把水掏出来，保证水槽不淤堵；三是采取措施把堵塞的下水道疏通，这是最根本有效的办法。当我们吃进去的食物不对的时候，身体里调节新陈代谢的荷尔蒙就堵塞了，体重的控制点开始升高。节食就好比每天限制用水，而增加有氧运动就好比用瓢把水舀出来，这二者都不是长久之计。所以，你减肥不成功，不是你的意志力不够，而是没有找到问题的关键，即生理的原因。我们为什么不把堵塞的下水道修好呢？堵塞的下水道相当于我们身体里受阻的荷尔蒙，要想让荷尔蒙恢复正常，重要的是调整我们身体肌肉和脂肪的比率。就是调整我们的身体脂肪率，使我们的身体形成一个基本恒定的易瘦体质。

从胰岛素的角度讲，胰岛素是胰腺产生的，它决定了我们的身体是储存脂肪还是燃烧脂肪。当血液里葡萄糖升高的时候，胰腺就会释放胰岛素，胰岛素就会告诉细胞，是时候吸收葡萄糖了，因为细胞里的葡萄糖过多，就会转化成脂肪。如果血液里葡萄糖太多了，胰腺就会释放过量的胰岛素，导致胰岛素抵抗。胰岛素太多了，细胞就不会燃烧脂肪。另外一个荷尔蒙是瘦素，瘦素可抑制脂肪过剩。我们的脂肪组织会向大脑通报脂肪的存储情况，如果脂肪储存过多，它们会大量释放一种称为瘦素的激素，告诉我们的大脑节制食欲，同时激发你运动的兴趣。从这个角度说，瘦素是脂肪细胞产生的，如果血液里葡萄糖多了，瘦素的作用会受到影响，即使脂肪已经很多了，人还是食欲很好，而且没有运动的欲望，体脂率就开始升高了。要使瘦素生成得更好、更足，按时休息，保证睡眠时间是非常必要的。

从食物营养的角度讲，在我的另一本自我健康管理手册《这样饮食才健康》学习中我们知道，1克油相当于9个卡路里的热量。同样是食物但是热量不同，比如白面包、白米饭、面条、披萨、甜点、饼干、软饮料、啤酒等，它们转化成热量的效率超高，会快速提升血液当中的葡萄糖含量，快速补充能量，但是，饱足时间短，容易使人产生饥饿感，也不能很好地实现营养的补充。所以，这些食物属于红灯食品，要尽量吃低脂肪的食物。

从脂肪细胞的角度讲，体重的增加与储脂增多有着密切的关系。美国洛克菲勒大学研究脂肪含量变动规律的专家Hirsch教授的研究发现，肥胖症患者的脂肪细胞数量是普通人的10倍，达到2500亿个之多，并且体积也要大4倍。人在不同时期，储存脂肪的方式也不同。我们年轻时，优先增加脂肪细胞的数量，成年后，则把已有的脂肪细胞装满，如果这类细胞的数量过多，显然很难保持苗条。而身体脂肪的增加，滚雪球一样，越堆越多，降低了基础代谢的能力，体脂率高了，内脏脂肪率也不会低，内脏脂肪填满了腹腔，使肠胃蠕动受到了抑制，身体中的有毒有害物质无法排出体外，就会影响到身体健康。

从肠胃中菌群的角度讲，研究结果显示，体重还和肠胃中的细菌有关，这是因为肠胃中的细菌能促进食物的消化吸收。2004年，研究人员戈登发现体内无菌的实验鼠虽然食量比它的孪生同胞大29%，但体内脂肪却少了42%，同时基础代谢率低27%。当把这些瘦身的苗条鼠从无菌环境中放回正常环境后，在两个星期的时间里，他们的体重恢复到和同胞一致，但是食量却减少了。身体又是如何得知体重变动呢？实际上，咱们的脂肪布局会向大脑传递储脂情况，假设储存过量，它们会少量释放一种称为瘦素的激素，知会大脑节制食欲，或许还会诱发你运动的兴趣，反之它们则默不出声。

通过前面的内容，我们从脂肪积累和代谢的角度，对肥胖的脂肪因素有了一定了解。但是，引起肥胖的原因是多种多样的，总结归纳一下：一是遗传性肥胖；二是内分泌失调性肥胖；三是病原性肥胖；四是精神因素的影响；五是环境因素；六是饮食因素；七是运动因素；八是女性绝经期后，由于各种生理功能减退，往往容易造成体内脂肪的堆积而发胖。

上述的前五个因素引起肥胖的人，所占比例不多，而后面的三个因素是应该引起我们重视和关注的，因为后面这三个因素是可以控制和把握的。这后面的三个因素与能量的代谢和生理功能的变化关系密切，接下来我们还会专门介绍。只要我们重视了，注意了，控制肥胖就简单了，我们的健康管理就容易了。肥胖与能量的摄入与代谢密切相关，与生理功能的变化密切相关。肥胖的人往往多食、贪食，喜欢吃甜食、油腻食物。此外，好吃零食，及食后喜欢静卧的人也容易发生肥胖。

例如，一个170厘米的小伙子，体重70千克，他每天的基础代谢是1671卡路里，也就是说，每天他躺着不动也会消耗这么多的热量。如果在跑步机上跑步，虽然跑步机上显示的是消耗了300卡路里，但是，实际上他只代谢了230卡路里，计算公式：300-1671 ÷ 24＝230卡路里。跑步是一种低强度、稳定型的运动，它重复性地只用到一小部分最弱的慢抽搐肌肉纤维。因为使用一小部分肌肉，其他肌肉会被当作无用的累赘。在做这种运动的时候，身体会损失其他肌肉来适应。一个每周七天坚持做稳定运动的人，在六个月到一年的时间里会损失2.5公斤肌肉。0.5公斤肌肉的基础代谢率是50~100卡路里，这个人虽然每天跑步，但是，比一年前的基础代谢率反而少了。他消耗的卡路里也少了。一年前他是2400卡路里。现在，2400+300-1671 ÷ 240-250＝2380卡路里。为什么人在年轻的时候可以吃很多而不胖，过了30岁就一切都变了呢？这是因为随着年龄的增长，30岁左右的时候身体开始走下坡路，人的肌肉也会自然萎缩，活动量的减少更加快了肌肉的流失。假如，身体流失了2.5公斤肌肉，每天的基础代谢率会减少250卡路里。如果还是和年轻时吃的一样多，就会在14天内增加0.5公斤脂肪，20周内增加5公斤。所以，减肥的关键是补回流失的肌肉量，来恢复年轻时的代谢率，这样减肥才能事半功倍。

人过中年身体开始走下坡路了，肌肉的流失需要引起重视，加以控制，以保持高昂的基础代谢率，控制体脂率，维护自己身体的活力。这也是目前认为正确的减肥理念和方法。传统的减重每减10斤体重，可能会流失大量的肌肉，这样就降低了基础代谢率，虽然看着体重降低了，但是，基础代谢率也下降了，不是我们想要的结果。我们需要的减肥方法一定是，不会减掉你的肌肉，还会增加瘦体重，只减脂肪，当肌肉比例增加了，就更容易燃烧脂肪，而且还能提升代谢能力，身体就更健康，是真正科学安全有效的体重体型代谢管理。体脂测试仪告诉我们每个人身体的体脂率，这个指标并不直接表现在我们的体重上，而是表现在我们的体型、体态和健康水平上。

需要我们永远记住的是，体脂率和内脏脂肪含量很关键，不要天天盯着体重。减肥，顾名思义是减“肥肉”，也就是所谓的减“脂肪”。当我们站到体重计上称体重时，所秤得的数事实上是骨骼、肌肉、器官、体液及脂肪组织等相加的总重，所以，使用体重计无法知道我们体重的减轻，到底减掉的是水分、肌肉、还是脂肪，如果你想知道体组织的变化情况，就要学会测量体脂率。我们已经知道身体脂肪含量占身体体重比率简称为体脂率，体脂率可以提供很多的参考信息，但是，体脂率不容易计算，所以，市场上有体脂仪利用脂肪不导电的原理，测算人体的脂肪率，可以当作体脂率是否上升或下降的参考。了解体脂率也能帮助你决定减肥目标是否实际。要记得身体的重量是由瘦的身体质量和身体脂肪等共同组成的，依照这个原理，试着设立符合自己实际的减肥目标。重要的事情说三遍，我们反复提醒的是，减肥是减脂，不是减重，更不是减健康。

从健康管理的角度讲，减肥的意义应该是身体健康和预防疾病，不仅仅是减肥，所以，减肥的过程就是健康管理的过程，我们希望从健康管理的角度赋予我们真正意义上的减肥价值和产品，不是单纯的减肥，更有塑身作用，让您该胖的地方胖，该瘦的地方瘦，尽显人体完美曲线。同时，不会对身体造成伤害，反而会让身体各器官系统在减肥过程中恢复到最年轻理想的状态。随着肌肉比率的不断提高，整个人体的吸收代谢会越来越年轻，脂肪消耗越快也越不容易堆积。由于肌肉比率的提高，对骨骼的支撑力度会大大加强，因此，老年朋友也要特别重视肥胖的危害，降低体脂率，提高瘦体重的含量，增加肌肉的力量，降低骨折的风险，代谢变年轻，行动更自如。

健康的饮食才能保证我们身体需要的营养，一日三餐可以保证我们营养需求的连续性，可以激发身体的代谢，促进肌体活力。科学健康地调控饮食，能够保证我们合理摄入七大营养素，每天三份碳水化合物、三份蔬菜水果、三份来自肉类、鱼类、奶制品或蛋类的优质蛋白质，合理的饮食结构，配合我们身体内足够的肌肉，让我们静态时都得以燃烧脂肪。

健康小贴士

易猝死人群的八大特征

据统计，我国每年心脏猝死的总人数高达50多万，平均每分钟就有3人因心脏原因在发病1小时内死亡，而抢救成功率却不到1%。猝死越来越容易出现在年轻人身上。疲劳过度易引发慢性疲劳综合征，人体表现为身体代谢失调、神经系统调节功能紊乱、免疫力下降，严重者甚至可能猝死。

【容易猝死人群】

1.抑郁：抑郁焦虑加速心血管病的形成，是心血管疾病，尤其是心肌梗死的一个独立威胁因素。心血管病伴随着焦虑抑郁，成为猝死的一个重要因素。

2.打呼噜：打鼾时睡眠呼吸暂停综合征的一个征兆，如果“睡眠呼吸暂停”时间一次超过120秒，很可能发生睡眠中猝死。

3.过度劳累：经常熬夜会使人的交感神经和副交感神经处于功能失调状态；吃饭、作息不规律会引起低糖低钾，电解质紊乱，导致心律不齐，这是引发心源性猝死的重要原因。

4.熬夜：长期熬夜诱发心律失常、心脏期前收缩而突然晕倒，若没获得及时急救，易发生猝死。另外，长期熬夜会形成血栓，堵塞血管。

5.生活压力大：会导致高血压、冠心病等，并会增加心律失常、血管痉挛的风险，甚至诱发猝死。

6.肥胖：心血管病最爱胖子。肥胖人群几乎把所有的心血管疾病危险因素占全。而且胖子易发生充血性心力衰竭，合并冠心病时易发生心肌梗死和猝死。

7.久坐电脑前：长期上网属于静态性动作，血液黏稠度较高，下肢可能形成深静脉血栓，运动时血栓脱落，可能会造成肺梗死，严重可能导致猝死。

8.吸烟喝酒：吸烟的人发生心肌梗死的风险是常人的3倍。能让心率加快、血压升高，是扣动心脏病发作的扳机，长期饮酒还可导致心力衰竭等疾病。

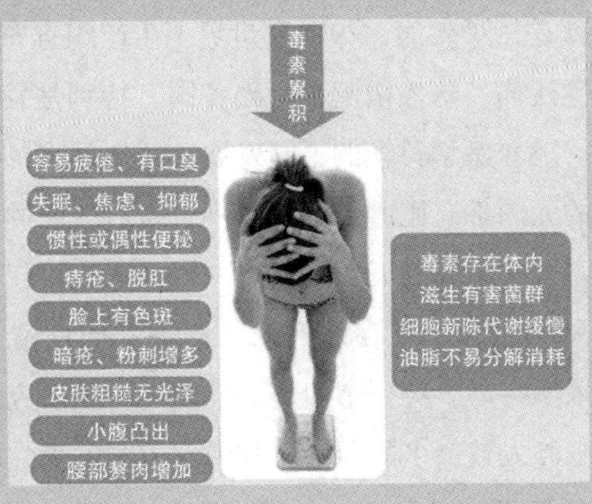

18. 肥胖会给我们的健康带来什么危害呢？

肥胖，是人体内脂肪积聚过多所导致的一种现象。我们经常会听到：肥胖是万病之源。肥胖不仅影响形体美，而且给生活带来不便，更重要的是容易引起多种并发症，加速衰老和死亡。英国《每日邮报》报道了美国哈佛大学研究者的一项研究，未来10年内，肥胖将超过吸烟成为第一大致癌因素。且受肥胖影响，部分最常见癌症的发病时间比以往提前了20年。

据调查显示，2013~2014年，35~46岁死于心脑血管病的人中，中国是22%，美国是12%，各类疾病出现年轻化趋势。我国用于心脑血管疾病的治疗经费每年达到3000亿元人民币。中国因疾病而导致生产力丧失，在2005~2015年给中国造成5500亿美元的经济损失。

肥胖本身就是一种疾病，1997年世界卫生组织宣布，肥胖是一种全球性的流行性疾病。这才引起了世界各国，特别是发达国家健康管理学界的重视。随着医学科学的不断发展，越来越多的医学实践证明大多慢性疾病的元凶都有肥胖的因素影响，所以，肥胖已经被世界卫生组织列为危害人类健康的五大因素之一，其危害仅仅次于吸烟。据英国广播公司网站报道，现在已到了“严重肥胖疫情”的地步，并敦促各国政府采取行动。英国帝国理工学院的一项研究发现，中国和美国是全世界肥胖人数最多的国家。其中，中国的男性肥胖人数约为4320万人，女性肥胖人数约为4640万人，已经超过美国高居全球第一。专家说，肥胖症患者将面临巨大的健康隐患，同时也为健康保健系统带来巨大的开销。

2015年3月，全球营养改善联盟（GAIN）发布的《全球营养不良状况报告》显示，中国逾3亿人属于超重和肥胖人群。有关专家表示，在我国目前控烟的背景下，未来肥胖人数或将超过吸烟人数，或成为第一大致癌因素。2013年，美国医学会正式认定肥胖是一种疾病。2014年年底，国际顶尖医学杂志《柳叶刀·肿瘤》上发表的一项流行病学调查显示，较高的体重指数与10种常见癌症的发病风险增加有关。当体重指数在正常基础上每增加5（单位千克/平方米）时，子宫肿瘤风险增加62%，胆囊癌增加31%，肾癌增加25%，宫颈癌增加10%，甲状腺癌增加9%，白血病的风险增加9%。同时，患肝脏、结肠、卵巢和乳腺肿瘤的总体风险也将大大增加。

一般肥胖者多偏好高热量、高动物脂肪食物，膳食纤维、蔬菜水果的摄入量不足，加上肥胖，不喜欢运动，运动量太少，导致恶性循环。肥胖很容易引发便秘，长期便秘会使毒素在体内长时间停留，这其中就含有许多致癌物。此外，高脂肪饮食还会增加肠道内胆汁酸的分泌，对肠道黏膜形成刺激和损害。身体长期处在这种刺激和损害之中，很容易诱发与肠道有关的癌症。另外，胰腺功能是消化脂肪的，如果一个人经常吃高脂肪食物，使胰腺得不到很好的休息，必然增加胰腺的负担，久之容易诱发胰腺癌。

肥胖者容易患内分泌及代谢性疾病，肥胖会带来代谢及内分泌异常，常常引起多种疾病。糖代谢异常可引起糖尿病，脂肪代谢异常可引起高脂血症，核酸代谢异常可引起高尿酸血症等。一是糖尿病也是引起胰腺癌的发病率上升的诱因，而肥胖是引发糖尿病的重要原因。2型糖尿病患者一般失去了调节胰脏释放胰岛素的功能，使得体内经常保持很高的胰岛素水平，就会促使胰腺内的肿瘤细胞成长和扩散，增加患胰腺癌的可能。二是肥胖者脂肪组织增多，耗氧量增加，导致增加了心脏的做功量，使心肌肥厚，尤其左心室负担加重，久而久之，容易诱发高血压。脂质沉积在动脉壁内，还会使血管腔狭窄、硬化，容易发生冠心病、心绞痛、脑卒中和猝死。据统计，肥胖者并发脑栓塞与心力衰竭的发病率比正常体重者高一倍，患冠心病比正常体重者高2倍，高血压发病率比正常体重者高2~6倍，合并糖尿病者较正常人约增高4倍。三是由于肥胖者的高胰岛素血症，使其内因性三酰甘油合成亢进，就会造成在肝脏中合成的三酰甘油蓄积，而形成脂肪肝。肥胖者与正常人相比，胆汁酸中的胆固醇含量增多，超过了胆汁中的溶解度，因此肥胖者容易并发高比例的胆固醇结石，有报道称，在外科手术中，约有30%的高度肥胖者合并有胆结石。胆石症在以下情况下发病的较多，肥胖妇女，40岁以上，肥胖症者与正常体重的妇女相比，合并胆石症者较正常人高4~6倍。四是对于乳腺癌患者，肥胖也是危险的因素。实验数据显示，特别是绝经后，年龄在50岁左右的女性，体重每增加10%，罹患乳腺癌的概率约上升1.5倍。

另外，肥胖与子宫内膜癌的发病关系更为密切，研究显示，超出正常体重9~20kg者危险性增加3倍，超出20kg以上增加10倍。

肥胖还会影响我们的劳动能力，易遭受外伤，身体肥胖的人往往怕热、多汗、容易疲劳、下肢水肿、静脉曲张、皮肤褶皱处患皮炎等，严重肥胖的人，行动迟缓，行走活动都有困难，稍微活动就心慌气短，以致影响正常生活，严重的甚至导致劳动能力丧失。由于肥胖者行动反应迟缓，也容易遭受各种外伤，诸如车祸、骨折及扭伤等。体重的增加能使关节引起病变，如脊椎、肩、肘、髋、足关节等，磨损、撕裂而疼痛。我们知道，肺的作用是为全身供应氧及排出二氧化碳，而肥胖者因体重增加需要更多的输氧量，但肺不能随之而增加功能，同时，肥胖者腹部脂肪堆积又限制了肺的呼吸运动，造成缺氧和呼吸困难，最后导致心肺功能衰竭。

肥胖还会增加手术难度，手术后容易感染，肥胖者会增加麻醉时的危险，手术后伤口易裂开。肥胖者可并发许多疝，其中以胃上部易位至胸腔中的食道裂孔疝最为常见。更为严重的是肥胖者的寿命明显缩短。超重10%的45岁男性，其寿命比正常体重者要缩短4年。据日本统计资料表明：标准死亡率为100%，肥胖者死亡率为127.9%。

据参考消息网报道，美媒近日称，研究表明肥胖能缩短寿命多达8年。据美国每日科学网站12月5日报道，现在正是狂吃的季节，但加拿大麦基尔大学卫生中心研究所牵头进行的一项研究显示，人们最好加以克制。研究人员对体重和预期寿命的关系进行研究发现，超重和肥胖者的预期寿命最多可能缩减8年。本期英国《柳叶刀·糖尿病和内分泌学杂志》公布的研究报告还表明，鉴于超重和肥胖者可能较早患上糖尿病或心血管疾病，超重会夺走他们近20年的健康生活。研究报告的主要撰稿人、麦基尔大学卫生中心研究所临床流行病学家史蒂文·格罗弗及其同事利用2003~2010年《全国健康和营养调查》结果研制出一种模型，旨在预测不同体重的成年人每年患糖尿病和心血管疾病的风险。数据基于对近4000人的调查结果，还用于分析超重对减寿年数和健康生活减损年数的影响。研究结果预测，非常肥胖的人可能最多减寿8年，肥胖者可能最多减寿6年，超重者可能最多减寿3年。此外，与体重正常的人（体重指数BMI为18.5~25）相比，超重者和肥胖者健康生活减损年数可能要高出2~4倍。出现超重的年龄也是一个重要因素，较年轻时就出现超重的人受影响最大。格罗弗博士说："这种模式是显而易见的：一个人体重越大且越年轻，对健康的影响就越大。就预期寿命而言，我们认为，超重与吸烟同样糟糕。"

不要以为疾病离我们很远，不要让健康埋有隐患，在我们身边已经有太多的朋友、太多的亲人因为肥胖，而患上各种疾病，最终被夺去鲜活的生命。

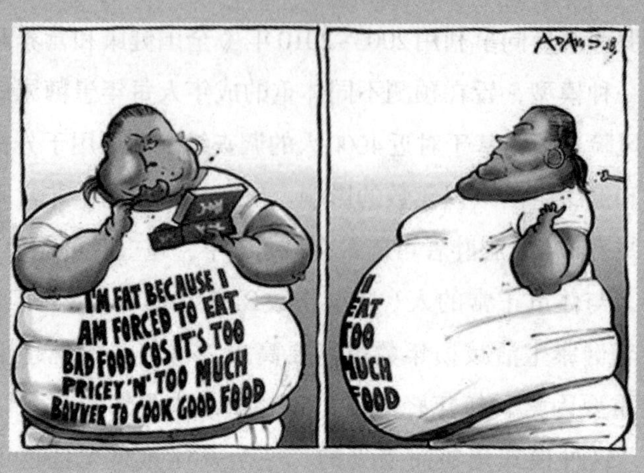

19. 肥胖对女性健康有哪些特殊的影响?

肥胖对于女性会有哪些特殊的影响呢?我们看一下:

一是肥胖影响女孩青春期提前,引起月经失调。曾有研究人员对黑人、白人和亚裔的6000多名女孩进行调查研究,结果发现,黑人女孩的青春期开始年龄明显早于白人和亚裔女孩,同时超重的发生率也较高。研究证实,5~7岁时超重的女孩进入青春期的年龄比体重正常的女孩要早。临床观察发现,肥胖妇女常伴有月经失调,表现为月经量由多逐渐减少直至闭经。此种情况若发生在青少年女性身上,会同时出现皮肤粗糙、痤疮、多毛。现代医学认为,肥胖会引起部分女性月经过少或卵巢功能异常,孕妇肥胖者还会引起妊娠中毒症及难产等症状。

二是肥胖会诱发癌症。超重或肥胖尤其是绝经后的妇女，患乳腺癌的危险性明显高于体重正常的妇女，乳腺癌中肥胖女性的死亡率也高于体重正常的女性。医学研究发现，肥胖女性易患子宫内膜癌，其发病率比体重正常者高得多。美国学者对216名乳腺癌病人进行分析，发现腰臀比大于0.77，乳腺癌相对危险比正常人高6倍。

三是孕妇肥胖影响自身和胎儿健康。怀孕后，伴随着胎儿长大，孕妇的体重也会不断增加。妇科专家介绍说，体重在怀孕期间出现增长要有一定限度，若过度增长就将导致孕妇肥胖。整个妊娠期间，体重增加的总量若高于13公斤，孕妇体内就会囤积多余的脂肪。因为身体脂肪的蓄积，肌肉组织弹性减弱，在分娩时子宫收缩乏力，容易发生难产。孕期体重增长过快，患糖尿病的风险增加，妊娠糖尿病会增加早产儿、巨大儿、新生儿死亡的发生概率等。

四是肥胖影响生殖功能。肥胖者的体内脂肪细胞的个头和数量都远远超过正常人，脂肪细胞的作用不仅仅是贮存脂肪，还具有一定的内分泌功能。脂肪细胞能生成某些激素，也可以成为接受某些激素的靶细胞。脂肪细胞的增大扰乱了激素平衡系统，会有排卵异常、月经稀少、经期缩短，甚至闭经等，造成不易受孕等生殖功能障碍。

五是肥胖影响性功能。在儿童时期就开始肥胖的人，常常影响生殖器官发育，成年后子宫、卵巢发育并不成熟。由于肥胖者激素分泌失调，性激素水平改变，再加上过于肥胖的身体会给性生活带来不便，这都将使正常的性功能受到影响。肥胖女性的情况与男性有所不同，由于高胰岛素血症可以刺激卵巢产生过多的雄激素，所以体内的游离睾酮水平可能比普通女性高，导致女性出现多毛等男性化表现，还可引起月经紊乱。肥胖女性的皮肤还容易长癣、长疖子，再加上男性化表现，影响妇女的容貌，对性生活造成不良的心理影响。

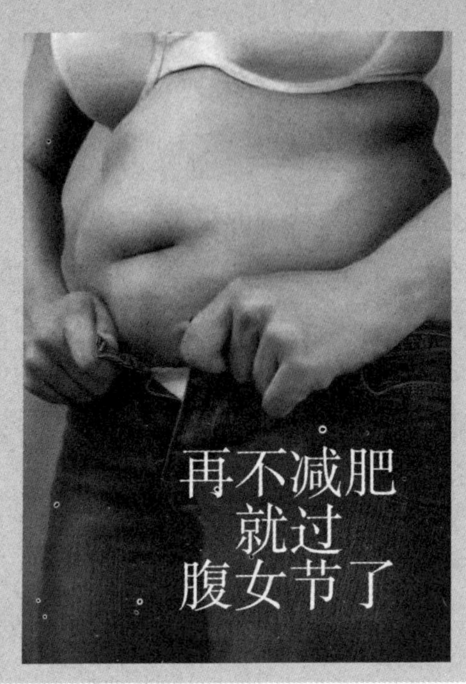

20. 审视以往减肥的误区

在当今，减肥早已不是新鲜话题。其实，减肥的提法是对的，但是，很多做法却出现了偏差，减肥不是减重。而人们各式各样所谓的减肥方法，让自己走入了误区。诸如，节食法、水果餐法、催吐法、熏蒸法、单一食谱法、少食多睡不运动法等，不一而足。而各种减肥茶、减肥药等多是以排泄为减重目的。一些人衡量减肥效果的成败，往往是看体重是否下降，身材是否由胖变瘦。常常可以看见这样的场景，体重下降了，人们欢呼雀跃，赶紧在朋友圈晒出靓照，然后得到点赞无数。但转眼没多久，又会听到他们抱怨，怎么这几天稍微恢复正常饮食，就又胖了几斤，人也像吹气球一样呼地胖了一圈。于是，减减停停，停停减减，他们被折腾得面如菜色，身体功能下降，免疫功能受损。折腾来，折腾去，还是腰身肥圆，比没减肥前更胖了。到底问题出在哪里？问题出在他们接受了片面的减肥理论，仅仅依照体重和身体质量指数（BMI）来减肥，走入了减肥的误区。

我们来看一下都有哪些误区。一是只通过多运动来减肥。运动是能量代谢的主要方式，长跑一个小时大约能消耗400卡路里，但是，坚持一天可以，一周也可以，长期坚持有的人就有了难度。我见过一些经常运动的人仍然很胖，有的怀疑自己的基因问题，认为自己天生肥胖，却忽略了自己的饮食。饮食和运动同样重要，在前面的内容中我们介绍过，摄入的总能量小于总消耗。一天24个小时，一般人每天锻炼在一个小时左右。一小时跑步体重或许轻了半斤，甚至一斤，但真正从运动中消耗的脂肪只有20~30克，大多数都是水分，我们说减肥的关键是减脂，有氧运动30分钟左右才开始消耗体脂肪，前面的供能主要是来自糖原。所以，运动只是辅助，正确的饮食和作息规律对减肥的意义不容忽视。二是不吃早饭，或者节食。每餐后因为食物消化的原因，肠胃蠕动，可以激发三个小时的能量代谢，不吃早饭新陈代谢减缓，等于放弃了三个小时的能量代谢时间，在一天中后面的时间里更难以消耗脂肪。如果你长时间不进食，身体发出了饥荒信号，在下一次大量进食的时候，就会储存更多的脂肪。正确的减肥方法是少食多餐，比如：三餐两点制，让身体随时处于周期性的能量代谢中。三是针对腰部的局部减肥。事实上，重视腰部的减肥是对的，我们介绍过内脏脂肪的危害，腰腹部位毛细血管丰富，非常容易吸收营养物质，是人体中最容易堆积脂肪的部位，男人的将军肚、女人的游泳圈说的就是这里。但是，内脏脂肪含量和体脂率是紧密相关的，内脏脂肪含量高，脂肪就会向四肢输送，导致大象腿等，所以，减脂肪应该是内脏脂肪和体脂率一起减，不能只减局部。四是减肥药减肥。没有任何既安全又能急速提高燃脂效率的产品，如果滥用减肥药，不但会影响人体健康，还会引起头晕、恶心等副作用。这个问题我们还会有专门的介绍。五是拒绝脂肪的摄入。有些人认为吃脂肪长脂肪，这是误解。构成人体脂肪的是三酰甘油，和植物油的化学结构不一样。有些油脂，比如欧米加-3，不但不会增加体脂，还能促进身体脂肪的消耗。不是脂肪让人变胖，而是卡路里让人变胖。高脂肪食物容易发胖是因为每克脂肪含有9卡路里热量，而蛋白质和碳水化合物每克只有4卡路里。从能量摄入与能量代谢的角度讲，我们应该限制反式脂肪，拒绝煎炸食品和加工食品。六是不吃高蛋白食物。一些人，特别是一部分女生认为高蛋白饮食会让人发胖，这是误区，其实更容易发胖的是高碳水化合物饮食，因为人体消化蛋白质食物时新陈代谢会提高30%，而碳水化合物只能提高10%。蛋白质不仅是最不容易让人变胖的成分，还能提高瘦体重的含量，增加基础代谢率。七是只吃蔬菜、水果。这是极为损害健康的做法，为什么这么说呢？我们知道，人体无法储存蛋白质，只吃蔬菜水果，人体无法获得足够的氨基酸，身体就会分解肌肉，肌肉大量损失，意味着新陈代谢将大大降低，身体就会越来越难以消耗脂肪。通过这种方法减肥，可能一个月减少了5公斤肌肉，仅仅只有0.5~1公斤脂肪。

有位范老师讲过这样一个故事。某日遇到一位大体重女士，诉说了她的种种烦恼。原来，这位女士从小被家人宠爱，为了让她身体壮实，爷爷奶奶一日三餐用各种好吃的东西轮番轰炸，三餐之外还提供各种零食，她也不负期望，食量超大。就这样，到年满18岁的时候，身高165厘米的她已经体重65公斤，从背后看体型像个中年妇女。这是一个女孩子如花绽放的年龄，但她却不能穿上漂亮的衣服。于是下定决心减肥，各种减肥训练营、减肥瘦身院逐一尝试。饿得头昏眼花几个月之后，确实体重有明显下降，但只要一恢复正常饮食，即便比从前吃得少很多，体重还是疯狂反弹。减肥的最终结果，是她的体重增加到了75公斤。然后，她又尝试了各种减肥药。兴奋中枢神经系统抑制食欲的类型，促进肠道运动降低消化吸收的泻下类型，抑制油脂消化的类型，她都一一试过。第一类药物让她心慌失眠口干舌燥，第二类药物让她腹泻不止两腿发软。第三类药物基本上没有效果，因为她已经不敢吃什么高脂肪食物了，而这类药物对油脂以外的食物吸收并无影响。前两类药物虽然短期体重下降几斤，但因为药物对身体有伤害无法长期服用，停药后立即反弹。此后，这位女士又尝试了蔬菜瘦身汤、苹果餐、辟谷、果蔬汁等各种方法，但饿几天之后，体重并无明显变化，而恢复饮食之后却会反弹。就这样，体重又继续飙升到超过80公斤。这样越减越肥的故事，我听到的已经太多了。我问：那么多减肥方法都失败了，如果现在新出来一种减肥方法，你还会去尝试吗？她们几乎都给出了同样的回答：我会的，万一能有效呢……我只剩喟然长叹的份儿了。

这位女士拿自己当了十多年的减肥小白鼠，被各种错误方法所左右，钱没少花，罪没少受，却仍然没有迷途知返。为什么饥饿减肥和服用减肥药之后会越来越胖？这是因为它们伤害了身体的代谢功能，降低了基础代谢率。这些错误减肥措施使人体消化吸收变差，体能日益低下，吃进去的食物能量不是变成满满的身体活力，而是马上存起来变成肥肉。

正常人体会维持体重的基本稳定，虽然可能一年之内有几斤的波动，但都在正常范围内，不会出现快速的增加或降低。如果吃的是营养平衡的食物，食欲不会发生很大的变化。即便偶尔一两天多吃，一两天少吃，在一段时间内来看，也不会发生很大的变化。排除药物、疾病致肥的情况，从根本上来说，严重肥胖根本不是坊间误解的“营养过剩”，而是一种营养不良和代谢失调的表现。

关于减肥除了误区之外，需要我们注意的是：一是不要急于求成，有的人才坚持了一两天，就想要脱胎换骨的变化，才坚持几天就想改善体质，这是不可能的，这样的想法也不切合实际；二是没耐心和毅力，一遇到问题和困难就想放弃，或者，寻找各种理由为自己开脱，三天打鱼两天晒网，还有的甚至不能坚持到底；三是想法太多，面对五花八门的减肥方法，看这个减肥方式好，看那个也不错，最后，哪个方法也没有坚持；四是减肥周期不完成，减肥是有周期性的，因为人的身体都有脂肪记忆，克服这种记忆，需要时间，要有巩固的周期；五是对减肥的方法不坚定，有的人对减肥方法，或者减肥产品产生怀疑，心存疑虑，效果不佳；六是合理的饮食摄入，减肥对于某些人来说是痛苦的，特别是那些以往食欲好的人，往往经受不住美食的诱惑。

健康小贴士

水果，你不知道的卡路里

每100克香蕉，含有热量91卡，含糖23克，约等于一碗米饭，所含的卡路里需要散步63分钟，跑步11分钟才能消耗完。

每100克苹果，含有热量52卡，含糖15克，所含的卡路里需要散步34分钟，跑步6分钟才能消耗完。

每100克葡萄，含有热量54卡，含糖10克，所含的卡路里需要散步36分钟，跑步6.5分钟才能消耗完。

每100克西瓜，含有热量25卡，含糖4克，所含的卡路里需要散步16分钟，跑步3分钟才能消耗完。

每100克杨梅，含有热量22卡，含糖4克，所含的卡路里需要散步14分钟，跑步2.5分钟才能消耗完。

每100克桃子，含有热量31卡，含糖6克，所含的卡路里需要散步19分钟，跑步3分钟才能消耗完。

每100克菠萝，含有热量41卡，含糖10克，所含的卡路里需要散步27分钟，跑步4.9分钟才能消耗完。

每100克荔枝，含有热量66卡，含糖15克，所含的卡路里需要散步44分钟，跑步8分钟才能消耗完。

每100克猕猴桃，含有热量56卡，含糖13克，所含的卡路里需要散步37分钟，跑步7分钟才能消耗完。

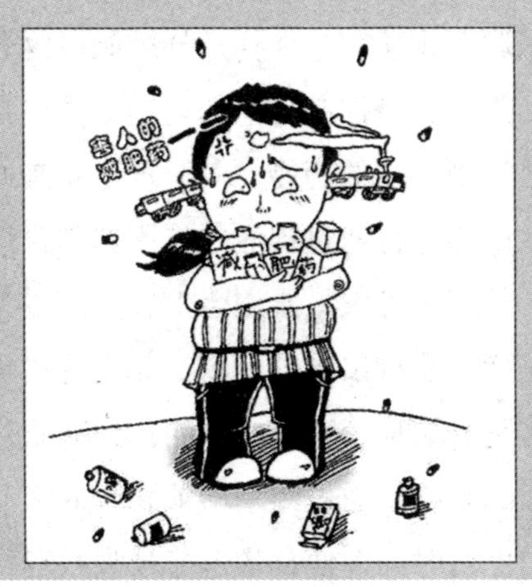

21. 常见的减肥方法有哪些？

减肥、减肥，在我们的生活中，这样的脚步一直没有停过，各种方式、各种手段都一直在尝试，各种V身达人的方法，各种瘦身高人的手段，我们一直都在关注。你的减肥方法是健康的吗？是科学有效的吗？让我们来看看常见的减肥方法有哪些。

药物减肥。顾名思义，就是通过使用具有减肥作用的药物来减少人体过度的脂肪、体重。药物减肥方法简单，快速见效，一般不用节食。药物减肥主要是利用药物所具有的化学和物理特性，达到控制食欲，促进身体代谢的目的，主要是利尿剂、膨胀剂和泻药。但减肥需要健康，大部分减肥药都有一定的副作用。长期使用药物减肥容易产生依赖性，有的还会产生副作用，伤及肝肾，有的还会引起内分泌失调。是否需要采取药物减肥，如何选择减肥药物非常关键。常用的减肥药物有以下几类：一是抑制食欲的药物，主要是针对食欲旺盛的肥胖者，使用一些抑制食欲的药物。其原理主要是通过兴奋下丘脑饱觉中枢，控制食欲中枢，再通过神经的作用抑制食欲，使肥胖者容易接受饮食量控制。长期或者大量服用会上瘾，产生失眠、视力与听力幻觉等症状。二是增加水排出量的药物，此类药物是通过利尿、排便使减肥者既减轻体重，又抑制口渴，从而达到减肥目的。三是增加胃肠蠕动、加速排泄的药物，通过药物增加肠胃的蠕动，加速食物的排泄，减少在肠胃中停留时间，使食物未能被吸收转化为脂肪之前，被排出体外，达到减肥的目的。四是增加热量消耗的药物，此类药物以促进体内的分解代谢，抑制合成代谢为目的，从而降低肥胖者的体重。目前市场上的药物减肥方法，既有西药，也有中药。且大部分都有一定的副作用，药物不能改变造成肥胖的行为特征，如饮食习惯、运动锻炼、作息习惯和环境因素等，也不能提高我们的基础代谢率。必须明白，凡是药物都有一定的副作用，没有医生的指导下服用会有一定的危险性。调查显示，使用药物减肥的男性占19.7%，女性占18.5%。

手术减肥。手术减肥是利用医学手段，主要是切除或者抽取身体当中的部分脂肪组织，达到身体形态变瘦的方法。使用的比较多的是吸脂减肥术和脏器组织缩小手术等。吸脂减肥术是利用超声波、高频电场等物理手段将脂肪击碎，再利用负压的吸力把堆积在皮下，被击碎的脂肪吸出。吸脂减肥在击碎脂肪的同时，会将血管神经同步击碎，这种创伤性的手术无法保证100%均匀吸脂，如果医生的技术、手法和经验不到位的话，手术部位就有可能留下瘢痕，影响身体美观。重度肥胖者有的也通过缩小身体脏器组织达到目的。如切除部分胃和小肠组织，来降低食物的摄入和吸收量。手术往往能达到立竿见影的目的，但是，治标不治本，费用也高，一般人承担不起，具有一定的危险性，手术会带来痛苦，有副作用。调查显示，使用手术减肥的男性占2.6%，女性占2.4%。

减肥茶减肥。减肥茶是各种茶叶中加入一定比例中成药制成。如红茶、普洱茶等，减肥茶可以增加肠胃的蠕动，促进脂肪的代谢，减少脂肪和胆固醇的吸收，达到减肥排毒的功效，有减肥效果的中草药主要有：决明子、潘泻叶和荷叶等。这种方法不影响饮食，但是，一些中成药有腹泻的作用，长期使用会损伤消化系统的健康，减肥效果也不明显。

中医减肥。根据祖国医学传统的中医理论，人之所以肥胖是脏腑功能失调的表现，按照这一理论，中医减肥法主要有按摩、针灸、拔罐、点穴、刮痧和服中药等。前五种方法能够疏通经络，发挥肌体的自身调节功能，调节新陈代谢，加速分解脂肪，达到减肥目的。喝中药减肥是利用中药的药理作用来调节身体的肠胃功能，减少对脂肪的吸收，作用的原理与减肥茶类似。中医减肥法是侧重于对人身体吸收功能的调节与控制，治标不治本。不论是手法的调理还是喝中药，都会给减肥者带来痛苦，不适宜长期进行，也很难坚持。

特殊食物减肥。这是在节食减肥的基础上进行的，采用特殊食物的减肥方法。主要有：黑咖啡减肥法、蜂蜜减肥法、酸奶减肥法、食醋减肥法、豆浆减肥法、鸡蛋减肥法、果蔬（苹果、香蕉、西瓜、苦瓜、黄瓜、番茄等）减肥法、五谷杂粮（黑米、黑豆、红豆、紫薯、燕麦等）减肥法、瘦身汤减肥法等。特殊食物减肥法主要是不吃饭，以这些食物来充饥，利用这些特殊食物具有的减肥作用，达到降低体重的目的。这种减肥方法，减肥相对比较快，但是，单调的食物容易造成营养不良，过度的饥饿感也会影响生活质量。

低热量减肥法。低热量减肥法主要是利用每日减肥者热量的吸收，制定热量较低的减肥食谱，以控制减肥者热量负担摄入，达到减肥的目的。比如，给减肥者制定低于减肥者能量代谢的食谱，严格限制减肥者一日三餐摄入食物的种类与分量，指导减肥者严格按照低热量食谱进食。这种低热量减肥法方便执行，省钱，有一定的减肥效果。但是，与节食减肥法近似，减肥初期效果相对明显，不易坚持长久，容易导致营养不良和内分泌失调。恢复正常饮食后，身体会因长期营养不均衡而快速反弹。

节食减肥法。这是最常用、最简单的减肥方法。这种方法包括控制饭量，一些人采取每天少吃一餐的方法，有的不吃早餐，有的不吃午餐，有的不吃晚餐，还有的不吃主食，只吃蔬菜瓜果等。在正常情况下，我们习惯于一日三餐。胃经过一夜消化食物排空，如果不吃早饭，那么整个上午的活动所消耗的能量完全要靠前一天晚餐提供，这就远远不能满足营养需要。如果不吃晚餐，忍受不了饥饿，再吃夜宵，就会产生超额能量，剩余的能量就会转为脂肪蓄积起来，反而容易使人发胖。建议在睡前三小时不吃东西。节食减肥法方法简单，体重会下降。但是，忍饥挨饿十分痛苦，多数人难以坚持，使减肥失败，如果节食的方法不正确，还会给我们的身体带来营养不良的后果。节食减肥容易带来健康隐患：一是蛋白质和碳水化合物摄入不足，会导致血糖过低，出现头痛、心情烦躁、精神不振等现象。蛋白质摄入不足，会降低我们的机体免疫力。二是缺少碳水化合物会使血压下降，因而感到眩晕，且身体大量失去水分，也会出现同样症状。三是肠道缺乏膳食纤维素会造成便秘，影响健康。四是会带来血糖的紊乱和胰岛素的平衡，导致失眠。五是容颜憔悴，节食过度，会导致营养摄取不足，带来人体肌肉流失加快，肌肉减少，使人看起来皮肤松弛，无精打采。六是体重急升，经过一段较长时间的节食后，身体会出现饥饿状态，会导致身体调节机制主动存储能量，身体脂肪自动堆积，能量消耗减少，使减肥者瘦得快，胖得也快。这样长期下去容易引起急性胃炎、胃扩张、急性胰腺炎、冠心病、心肌梗死等。

营养代餐减肥法。营养代餐多是一些低脂、低糖和高纤维的食品，用来代餐，达到控制饮食、减肥瘦身的目的。目前，市场上营养代餐的减肥食品比较多，主要是营养奶昔、谷蔬果粉等。营养代餐减肥法相对比较健康、安全，无须挨饿，方便快捷，营养比较均衡。但由于饮食单调，难以长期坚持，有的产品需要鉴别安全性。美国一所大学的临床实验报告显示，将66名健康的超过标准体重的人士分为两组进行测试，一组选择进食代餐，一组选择进食普通低热量食谱的食品。进食代餐的比单单控制热量更为有效，平均一个月可以减重5公斤，代餐中加入了蛋白质、维生素、矿物质以及膳食纤维，代餐能正面影响肝脏和身体的新陈代谢，而进行低热量节食会引起我们意想不到的生化突变。调查显示，使用营养代餐减肥的男性占16.2%，女性占15%。

运动减肥方法。运动减肥法是使用比较普遍的一种减肥方法，也是我们提倡的健康减肥法之一。对减脂最有效的运动就是有氧运动，它能够帮助燃烧脂肪，提高人体新陈代谢，尤其是消耗能量较多的运动，如慢跑、快步走、游泳等。每次运动最好一次持续做完，中间不要停止，且每次运动热量消耗达300千卡为好，一般来说，这种运动量会有心跳加快或流汗的情况。运动提高新陈代谢率一般最多两天时间，因此，运动要的是持之以恒，如果不能每天运动，最少两天也要运动一次。对于体脂率过高的人，特别是内脏脂肪含量超高的大肚子，走路可能都是很大负担，因此，选择运动种类时，要量力而行，还是要以身体能负荷为主，逐渐加大运动量，以免心脏肺脏负荷不了，或是肌肉关节受伤。运动减肥的方法主要有快走、慢跑、爬楼梯、跳绳、搏击操、哑铃操、游泳、踏板操、健身球操、骨盆操、呼啦圈、街舞、爵士舞、拉丁舞、肚皮舞、跆拳道、打球、动感单车、骑自行车、仰卧起坐、普拉提、瑜伽和舍宾等。运动减肥法的优点是健康、有效果，特别是在热量代谢的同时，有利于保持瘦体重的质量。缺点是难以长期坚持，停止运动后身体会反弹。

其他的减肥方法还有洗桑拿、泡脚、精油按摩、香薰疗法、电疗按摩、保鲜膜减肥法、扣喉（进食后再把食物吐出来）等，这些减肥方法，要么效果不明显，要么损害身体的健康，要么难以坚持，引发反弹。减肥不仅是为了好身材，能穿漂亮的衣服，更重要的是要拥有一个健康的未来，能因为减肥而减肥，没有身体健康，减肥不具有意义。所以，均衡营养、控制热量、适量运动、减脂增肌，才是我们推荐的减肥原则，如果我们违背了这样的原则，只想走捷径，只想见到一时的效果，而生活的习惯不变，一旦减肥结束，反弹就是必然。

减肥方法林林总总，据调查显示，运动减肥和控制饮食是大家使用最多的，运动减肥中男性占67.3%，女性占66.9%；控制饮食减肥男性占69.5%，女性占73.1%。详细情况见下图。

知道吗——大家选择什么方式减肥？

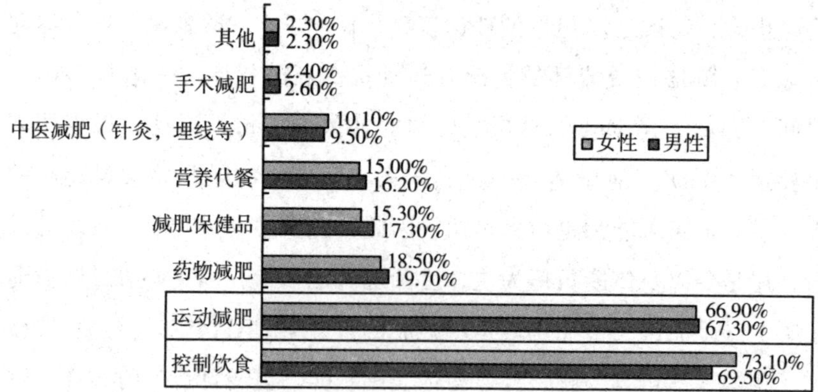

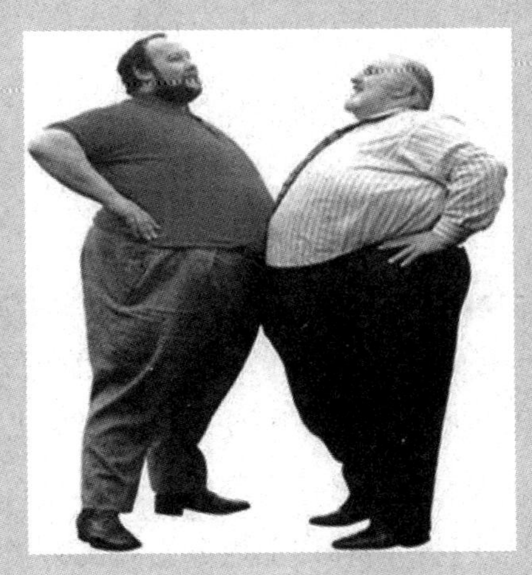

22. 反复减肥反复反弹的危害

世界卫生组织提出健康减肥三原则：不腹泻、不节食、不乏力。违背这三个原则中的任何一项都有害身体健康。减肥的方法多种多样，胖人们尝试了不少，然而结果让人失望，好不容易忍饥挨饿瘦了一点，却又马上胖了回来，减肥，反弹，再减肥，再反弹，体重的增加，让很多的胖人自信心大打折扣。节食减肥的反弹，药物减肥的副作用，运动减肥的难坚持，还有各种减肥方法的成效不明显等等，我们就会减肥、反弹，再减肥、再反弹……走入减肥的深度误区。面对着他人美丽的身姿，面对着商场中漂亮的衣服，面对着五颜六色的美食的诱惑，胖人们还在痛苦地纠结着，吃还是不吃，天天喊着减肥，而身体中的赘肉却在不断增加，减肥已经成为这些人生活中的一个苦恼。

体重反复大幅度增减会促进身体的衰老。几乎每个胖人都遭遇过身体体重反复的情况，胖了减，减了胖，成为恶性循环。一些女性朋友经常会因为自己的体重增加了而开始节食，可是时间不长体重又增加了，面对自己的身体只能再次行动，如此周而复始，体重反反复复，其实，这样的反复非常不好，因为它会促使身体过早地衰老，特别是皮肤也会因为反复地减肥而变得松弛，失去光泽和弹性。这是反复减肥的外在表现，而身体内部的衰老却是我们看不到的，这种反复的减肥会导致我们身体内部内分泌和代谢功能紊乱，会导致骨密度降低，会带来肌肉组织的松弛与流失，不利于身体瘦体重的保持，加快了身体脏器的老化进程。对于男性而言，体重的大幅度变化，还会导致睾丸激素水平的下降加快，使男性更容易衰老。美国马萨诸塞州新英格兰研究学院的研究人员托马斯·特拉维森认为，随着年龄的增长，男性睾丸激素水平会日益下降，这也是中老年男性容易患骨质疏松症、肌肉松弛症和阳痿等疾病的主要原因，该研究院对1667名平均年龄40~70岁男性志愿者，进行了长达15年的跟踪研究，结果表明，体重的显著增加对男性睾丸激素水平下降的幅度相当于男性衰老10年的下降幅度。研究发现，睾丸激素水平平均每10年下降14.5%，但是，对于身体健康，体重一直稳定的男性其睾丸激素水平下降的幅度是10.5%，研究证实了身体超重与衰老的关系。

除了衰老，体重的大幅度波动对健康的影响也是非常大的。体重多次反复增减会影响身体的免疫系统。美国华盛顿医学中心的研究显示，多次反复减肥会影响人的免疫力，降低免疫细胞对感冒、感染和早期癌细胞的抵抗能力。与体重相对保持长期稳定的人，体重变动超过5次以上的人，其体内自然杀手细胞的活性降低了近1/3。发表在美国近期《新英格兰医学杂志》上的美国耶鲁大学心理学和体重学专家凯里·布罗内尔等人的研究结果表明，体重反复变化的人，不论他们的起点体重是多少，死亡率都有所增加，而且，死于心脏病的机会是正常人的一倍。联邦疾病控制中心营养学专家戴维·威廉逊发现，体重波动超过11千克的人，过早死亡率比吸烟的人还要高。

最近，有一个分析数据是这样说的：有5%的人因为胖麻木了不想减，有10%的人因为懒不想开始减，有20%的人试了几天就放弃了，有30%的人坚持了两周因饭局而中断减肥，还有30%止步在了家人和朋友的劝说之中。而我想说的是，减肥不是目的，健康才是本真，真的想瘦，想要健康的话，就要勇敢地开始、耐心地坚持，只有这样，你才能赢得精彩的人生！

据报道，美国有近一半的妇女在节食减肥，而减肥的妇女中有一半本来就不胖。研究表明，节食减肥后，又长回2千克，再节食减掉2千克，这样反复10次以上，对身体的危害要比一次减肥20千克的还要严重，其中对30~44岁的妇女的危害尤为严重，而这些人最可能节食。研究还表明，出现不正常的体重起伏年龄越早，对身体的损伤就越大。造成体重大起大落的人，死亡率增高的原因主要来自3个方面：一是加剧引发心脏病的因素，如血胆固醇、血压和血糖指数随着体重的升降变化而出现异常情况。二是体内脂肪的数量和分布发生了变化，即体重下降时，在丧失脂肪的同时也丧失肌肉组织；而体重增加时，几乎全是增加脂肪，肌肉并没有恢复。新增加的脂肪容易堆积在腹部，而腹部脂肪的堆积和总体死亡率、心脏病死亡率增加都有关联。三是当节食一段时间后又恢复正常饮食时，人们往往偏爱一些脂肪含量偏高的动物性食物（动物实验也发现，体重忽增忽减的动物喜欢吃脂肪多的食物），而偏食高脂肪食物，还会引起其他一些疾病。

科学家们告诫人们：体重上下反复，会严重促使人的衰老，损害我们的身体，甚至缩短我们的寿命。

健康小贴士

减肥注意事项

1.以运动来提升体内的基础代谢，流汗会消耗一定的水分，所以需要大量的补水。

2.运动后不要吃太多，运动贵在坚持。

3.食物热量控制，摄取低热量，全面均衡的食品，在营养全面均衡的情况下，将消耗脂肪，否则只是消耗肌肉。还需要摄入身体所需的一些营养成分，比如每天早上喝一杯牛奶也是必需的。

4.合理安排三餐，早餐只吃高纤麦片、低脂鲜乳，不仅可以帮助排便，同时也非常营养健康。

5.喜欢吃的容易长胖的食物尽量放在中午以前吃。

6.不要不吃晚饭，提早一点吃，改善晚餐，晚餐可以吃点清淡的，蔬菜要占大部分。

7.吃东西以后半个小时不要坐着，要走动。饭后至少站立半小时，可以免去脂肪淤积在小肚子上的烦恼，还省去事后弥补。

8.不要睡得太早，睡前3小时绝对不能吃东西。减肥大忌就是在睡觉前吃东西，睡眠的时候身体不需要运动，吃下的东西全部会被身体吸收变成脂肪囤积起来。假如饿得受不了，也只能吃少量的水煮青菜或水果。

9.想要最快的减肥方法是不可能达到持久效果的，有的可能并没有快速减肥的效果。所以，提醒减肥者，不要盲目追随减肥产品的广告。

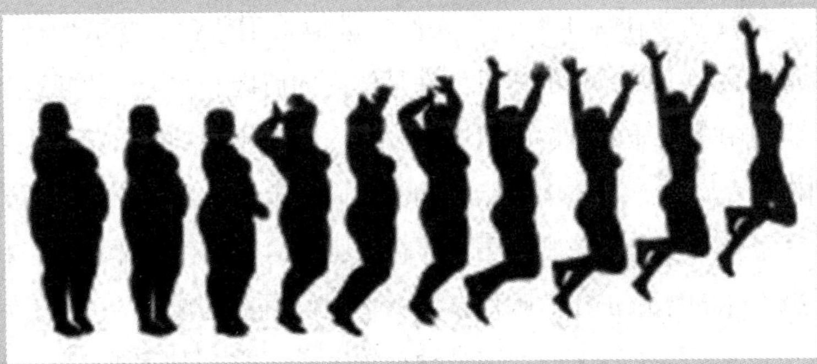

23. 你要做的是减掉脂肪，增加肌肉，设定计划，循序渐进

减肥说起来简单，做起来难。虽然各种减肥产品、减肥方法遍布市场，但是，减肥者却备受痛苦与反弹的折磨。这让我们不禁产生了疑问，你的减肥方法真的找对了吗？你的减肥方法是健康的吗？你的减肥方法是科学有效的吗？人体主要是由骨骼、肌肉、脂肪、内脏器官、血液、水分等构成的，所以，体重=骨骼+肌肉+脂肪+内脏器官+血液+水分。从身体的构成成分来看，骨骼和内脏器官是基本固定不变的。肌肉是人体进行热量消耗工作的主要场所，肌肉一旦减少就会导致机体新陈代谢的下降，因此减肥不能减肌肉。水分在人体中所占比例很大，但也很容易被排出和补充。脂肪的过量囤积是造成肥胖的根本原因，脂肪不仅影响着我们的外形，还危害了我们的身体健康，因而减肥的根本目的就是减少体内脂肪，调整身体的脂肪比例。

节食减肥会让你更胖，当人们激进地采用节食、吃减肥药等快速减重方法时，所减少的体重大都是体内的肌肉和水分。饥饿减肥会造成肌肉中蛋白质的分解，肌肉减少，内脏缩小、功能下降，人体的基础代谢率降低，身体中的脂肪比例反而会上升。所以，不要看到体重升高了就马上跑去减肥，更不要在减肥的时候只注意体重是否减轻了，因为你的体重正在欺骗你。提高基础代谢率是减肥的关键。对于减肥者来说，体重秤上的数字是没有什么意义的，不管称出来是多少斤，身体中的脂肪比例没有发生改变，肌肉的比例没有增加，就没有达到减肥的目的。所以，只有实现了减脂增肌，肌肉的比重明显增加，这才是真正的减肥。如果一个人脂肪含量下降3公斤，肌肉比例上升3公斤，体重虽然保持不变，但比重大了，体积小了，于是人看起来就显瘦了。这种减肥成果，是体重秤无法称出来的。

我们已经知道人的热量代谢有三个组成部分：基础代谢率、运动代谢、能量的热交换。基础代谢随着年龄的增长，身体中的肌肉量开始流失，器官功能逐渐下降，各个器官消耗的热量慢慢减少，加上运动减少，基础代谢率也会越来越低。这时候，当每日摄入的热量大于消耗的热量时，那些无法消耗的多余热量就会转变成脂肪储存在体内，形成肥胖。躺着也在消化热量，这个就是基础代谢的威力。根据大量的减肥成功案例分析，基础代谢的水平是衡量减肥者是否成功的最好指标。提高基础代谢能力最有效的途径是增加或者保持身体的瘦体重，这是因为，作为基础代谢的肌体主要成分脂肪和肌肉，脂肪几乎是不代谢热量的，而肌肉是代谢热量的主力军，每多增加5千克肌肉，每天就能够多燃烧约150KCAL（1KCAL=4.18KJ）。所以，提高人体的基础代谢对于减肥来说是相当重要的！当身体停止运动的大多数时间里，身体还能持续燃烧热量，甚至增加代谢运作，才是聪明的减肥之道。举例来说，两个人每天都摄入1500卡热量的食物，两个人假定都什么也不做，一个人的基础代谢是1400卡，另一个人是1600卡，那第一个人就会多摄入100卡热量，另一个就少摄入100卡热量，多摄入的热量就会转化成脂肪。只有提高基础代谢率，改善新陈代谢，才能保证你所摄入的热量不至于变成脂肪囤积起来。肌肉比如发动机，脂肪只是油箱，要耗油减脂就必须运动。减脂期力量训练虽然很难增大发动机体积（增肌），但可以最大限度保持肌肉，并加大发动机功率，让油耗加大，提高基础代谢率，让减脂效率更高，且不易反弹。

体脂肪由皮下脂肪和内脏脂肪组成，前者影响我们的形体与外观，后者在腹中环绕在肝脏等器官周围，是最危险的脂肪，有的人看上去很瘦但测量体脂肪率很高是因为内脏脂肪高，所以说，没有局部减脂一说，要瘦就是胸臀腰腿一起瘦，如果非要说关注的局部，那就只能是腹部，也就是内脏脂肪。减脂的根本在于摄入的总能量小于总消耗，其指标是控制体脂含量和提高基础代谢率，体重只能是参考指标。体重可以速减，比如健美比赛前的强脱水、举重比赛前的控制体重、狂饿等。体脂率减得好，反弹很慢的，反之，减脂不会很快，减体脂率需要一个过程，一般来说调整得好，一个月减掉1%的体脂率就很好了。提高身体代谢率需要通过增加肌肉含量，具体说就是增大运动强度，通过提高代谢水平来适应你的消耗水平。跑步能提高心肺功能，可以有效燃烧脂肪。有氧训练是全身性的消耗，在消耗脂肪的同时也消耗肌肉，长时间有氧训练会使脂肪和肌肉的消耗比例颠倒，肌肉成为第一能量源提供消耗，建议有氧训练不超过一小时。

经过一段时间的锻炼，有的人会有这样的疑惑，身体的体质指数达标了，脸看着也瘦了，但是，肚子还是松松垮垮，是什么原因呢？其实，这说明身体里的肌肉含量还没有增加，体脂率还比较高。

经过燃脂阶段，要让自己的体脂达到一个满意的状态，并且长期保持，就必须有氧训练与无氧训练相结合，只进行有氧锻炼很难达到13%~20%的标准体脂率。所以，这个时候就需要增加力量训练，同时燃烧脂肪，科学补充蛋白质，肌肉含量增加了，身体的松垮就会紧实，体型也会变得十分健硕。练出肌肉之后，体重会有些许的上升，但是，整个体型会有明显的变化，腰围变细、脸变小、身材更加紧致，胸部更饱满，臀部更翘，不管男女都一样。

人体的肌肉含量（瘦体重）的提高，直接提高能量的消耗，包括持续消耗量和静态的消耗量。健身训练是以健康为目的的训练，可以增肌，适合更多的训练者，健身训练当中徒手训练是非常好的训练，让身体各个部位都可以承受体重，更强调身体的能力和肌肉的使用。6届奥运会冠军多利安·耶茨说过："腹肌同样也是肌肉，只是耐力好点，同样需要训练，刺激，生长，够大才能突出，清晰可见。"在肌肉训练时，我们可以借鉴一些健美的肌肉训练理论，比如，使腹肌更好的孤立训练运动，达到强壮突出清晰。另外，每个人的差异很大，要找到适合自己的训练方式，不要死套书本上的。所以，我们不难看出，只做有氧训练还不行，必须增加肌肉训练，提高身体的凹凸美感。肌肉是人体代价昂贵的组织，肌肉耗能大，需要的营养支持也大，要增肌，糖分、水分、蛋白质、睡眠等一样不能少。肌纤维的合成需要的主要营养素是氨基酸（由蛋白质分解而来），同时肌肉细胞也会储存糖原与水分。肌肉的生长需要两大条件，大强度刺激+高蛋白饮食结构，让肌肉"挨饿"，然后喂饱它。器械训练，也就是我们常说的举铁，能提高四肢的肌肉能力，同样消耗中段的脂肪（内脏脂肪），提高整体美感，效果会很好。有氧训练是全身性的消耗，在消耗脂肪的同时也消耗肌肉，长时间有氧训练时间会使脂肪和肌肉的消耗转换，肌肉成为第一能量源提供消耗，所以，建议一小时内完成有氧训练，否则，得不偿失。肌肉是怎样生长的？我们通过训练让肌纤维受损拉断，造成轻微损伤，再给它营养和修复时间，修复好的肌纤维比以前粗。肌肉是用进废退，我们必须不断地把它撕裂，再让它修复。肌肉比如发动机，脂肪只是油箱，要耗油（减脂）就必须运动。减脂期力量训练虽然很难增大发动机体积（增肌），但可以尽量保持肌肉，并加大发动机功率，让油耗更大些，提高你的基础代谢率，让你减脂效率更高，而且不易反弹。

减脂与增肌不需要什么高大上的训练计划，但是，一些对身体基本的理解还是要有的，减脂增肌同时进行的核心挑战，在于蛋白质的生物合成，简单地说，人体中的肌肉细胞每天都会有无数个被分解和排出体外，又会合成无数新的细胞不断补充，这个过程就是蛋白质生物合成。在正常的饮食与健康状况下，人体肌肉组织的质量大概不变，身体细胞生长与分解的周期也比较平衡。因此，正常人的体脂、肌肉量会维持在一个不变的水平。力量训练对肌肉细胞的破坏会给身体发出信号，使之加速人体的蛋白质生物合成，从而修复训练中受损的细胞。在自我适应机制的驱动下，人体会超量合成肌肉纤维，以更好地应对未来阻力训练带来的刺激，恢复后的肌肉组织因此会更大更强。这种人体自我适应外界挑战的过程，就是肌肉增长的本质，简单地说就是蛋白质生物合成率超过蛋白质分解率。体脂率发生改变后，身体的变化非常明显，腰围、臀围都会随之变小。更棒的是，当体脂率渐渐降回标准值范围，你的身体瘦下来之后，形成“易瘦体质”，就不易复胖。

著名影星英格丽·褒曼说过：“一个女人精致的五官能带给人片刻的愉悦，而一个曲线玲珑的曼妙身姿却能带给人一生一世无穷无尽的遐想。”所以，我们不管处于什么年龄，都不能放任自己身材的管理。对于女性减肥者而言，从饮食和运动的角度，再给出一些建议。

从饮食的角度而言：①饮食方面注意少食多餐，少食多餐者比一日三餐者瘦得快，这个问题我在另一本健康管理手册《这样饮食才健康》中有过叙述。吃好早餐，不吃早餐的人，午餐或晚餐会吃更多的东西，不利于减肥，早餐最好选择粗粮高蛋白。晚餐少吃，因晚上活动一般较少，需要消耗的热量也少，晚餐尽量清淡低热量。②遵循饮食的法则，吃慢些。尽量选择咀嚼需要花时间的东西吃，同时，控制节奏，减慢吃饭的速度，让大脑有时间形成饱足信号，消除饥饿感。③合理饮食。一日三餐注意热量的控制，以富含维生素、纤维质、蛋白质和水分的食物为主。中餐占热量比例40%~50%，保持每天睡前15分钟的小运动来调理代谢。不要过度节食，否则代谢率下降得更快，发胖也越来越严重。处在妊娠期的女性不可过分进补，整个孕期体重增长最好不超过12.5公斤。要避免食用高热量高脂肪食物，甜腻食品尽量避免。改变饮食结构。④饮食原则：四少四足，减少脂肪、食盐、胆固醇和热量的摄入，碘和维生素的摄入要足量，钙质和蛋白质的摄入要充足。⑤多喝水，每天应喝水6~8杯。水能帮助刺激体内脂肪的代谢并抑制食欲。

从运动的角度而言：①坚持锻炼。青春期的女性主要是胸部、腰背部、大腿和臀部的锻炼。根据身体情况和自身条件，可以多参加舞蹈、跑步、游泳等运动。舞蹈既能让女性产生兴趣，又增加身体的协调性，对塑造身体线条也大有帮助。推荐一种特别好的运动：跳绳。它可以全面锻炼身心，增强人体心血管、呼吸和神经系统的功能；可以预防诸如糖尿病、关节炎、肥胖症、骨质疏松、失眠症等多种疾病。②锻炼身体柔韧性，可参加形体健美培训。建议中年女性在保持健康运动的基础上，增加锻炼身体柔韧性，如韧性拉伸为主的产后瑜伽、普拉提等。③根据需要可以尝试低重力、多次数的肌肉锻炼，肌肉锻炼有利于瘦身，因为身体在休息时，肌肉仍会通过新陈代谢来消耗能量。④锻炼的种类很多，有氧运动为主。对中年女性来说，太高强度的运动会引起疲倦及受伤，所以，一般中年人更适合低强度、持续时间长的运动，比如慢跑、散步、单车慢骑、简单的健身器械等，这些运动不会增加心脑血管的负担，也利于瘦身。

我们讲了以往减肥常见的方法，讲了反复减肥反弹的危害，讲了减肥的误区，那么怎样让自己健康减肥、有效减肥呢？我们说过，减肥不是减重，健康减肥在于控制体脂率，控制体脂率的核心在于减脂增肌，就是减少身体中的脂肪，增加身体中的肌肉。正如我们上面提到的，30岁之后我们的身体开始出现变化，肌肉开始流失，使基础代谢率下降。所以，我们要保持肌肉的晚流失、不流失，或者少流失，以保持好的基础代谢率，保持肌体新陈代谢的旺盛。通过饮食的调整，身体的锻炼，情绪的调控，科学主动的干预，生活方式的改变，我们也就慢慢地纠正了身体的表现，促进了青春基因的生长。如果使用减肥产品，也要符合减脂增肌的原理，不能在减重的同时减掉身体当中的水分和肌肉等成分，使人产生错觉和假象。同时，确保使用的产品是安全的，来源可靠的，不含有化学成分的，有统一规格和严格生产标准的，有临床实证的，有国家相关机构的认可和认证的产品。当然，性价比也可以作为参考的因素。减肥产品不是减肥的救命稻草，健康的饮食和科学的运动也是十分必要的。

减肥没有捷径可走，减脂增肌不能一两天变成瘦子，必须循序渐进。一是脂肪细胞的更新是有周期性的。我们身体中各个部位的细胞会不断地新陈代谢，身体每天都有新的细胞自然产生，同时也有细胞自然消亡，人体胃、肠内壁细胞7天便更新一次，皮肤细胞28天左右更新一次，膀胱内壁的细胞每两个月也完全更换，肝脏细胞在180天更换一次，红细胞120天更新一次，在一年左右的时间身体98%的细胞都会被重新更新一次，骨细胞更新需要七年。而脂肪细胞是90~180天更新一遍，脂肪作为人体组织的一部分，通过新陈代谢不断更新，身体本身会控制脂肪细胞的数量，如果要减少脂肪细胞数量，就必须坚持90~180天，突破细胞再生这个大关，打破身体的这种平衡，才能实现减脂增肌，不反弹。二是减肥目标过高、速度过快，有健康风险。研究发现，快速减肥者脱发比正常人多3倍，有四分之一的人在2~4个月内可能患胆结石，严重者会出现免疫力下降，结核、肝炎等疾病。根据脂肪细胞的更新时间，一般认为健康减肥以90天为一个计划周期，这样容易达成目标，不会有受挫感。三是避免减肥反弹，需要通过90天消除记忆。我们的身体是有记忆的，就像头发掉了会在相同的地方长出新头发一样，身体也保存了对脂肪的记忆。每当脂肪细胞快速下降时，身体会启动保护脂肪流失的系统，短时间减重过多，更容易反弹！更可怕的是，一旦你稍微多吃了点，脂肪就会首先堆积在原本减去的部位，尤其是腰腹部等“重灾区”。科学研究，坚持90天以上的减肥，身体会渐渐对原先的脂肪丧失记忆，重新塑造新的脂肪记忆。四是肌肉的生长要给予足够的时间刺激。长肌肉的过程是：肌肉受刺激—肌肉破坏—肌肉休息—蛋白修复—肌肉生长。持续这个循环，才能长更多肌肉。所以说欲速则不达，减脂增肌需要重新设定记忆，90天是关键时期，给自己90天的时间，遇见更好的自己。

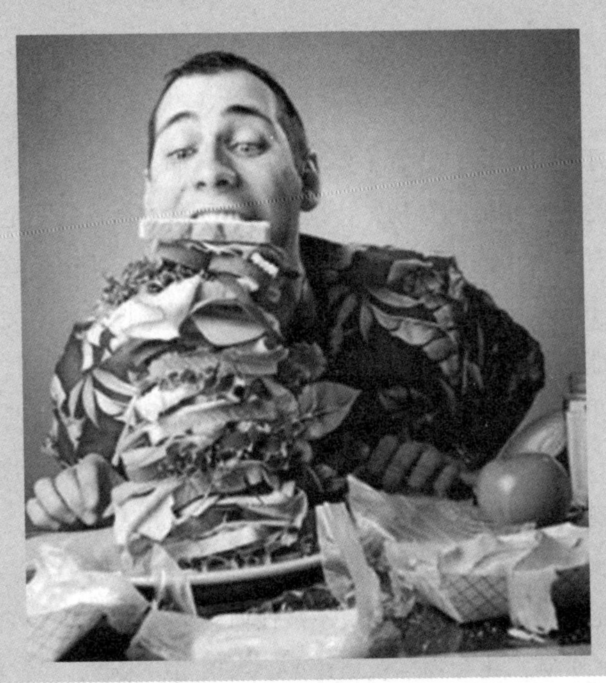

24. 为什么正确的饮食方法有助于减肥？

在正常生理情况下，我们的饮食习惯于一日三餐。人体最大消耗是在一天中的上午。由于胃经过一夜消化早已排空，如果不吃早饭，那么整个上午的活动所消耗的能量完全要靠前一天晚餐提供，这就远远不能满足营养需要。不要饱了以后再去吃很多零食，特别是那些不健康的零食，如果因为不吃晚餐，忍受不了饥饿再吃夜宵，就会产生超额能量，剩余的能量就会转为脂肪蓄积起来，反而容易使人发胖。所以，在睡前两小时以内不要吃东西，更不要饮酒。

很多人都认为吃少点就能减肥了，事实是不是这样的呢？在减脂阶段需要保证高蛋白，中等碳水化合物和低脂肪的饮食，减脂阶段饮食略少于消耗即可，注意不要吃得太多。如果我们每天过度地减少食量，只吃能量很低的食物，特别是蛋白质食物摄入的不足，这种节食方法会使身体中的肌肉量大幅减少。我们知道，肌肉量减少会导致基础代谢下降。由于体内脂肪和肌肉存在此消彼长的紧密关系，肌肉量减少，脂肪便会乘虚而入，脂肪燃烧变得困难，身体脂肪依然减不下来。如果控制热量，实现健康减肥，我们可以给一个数据，减肥时将每天饮食摄入的能量减少20%。以成年女性为例，如果平时平均每天摄入热量1800大卡，减肥期间减少至1440大卡左右。

从食物的来源讲，减肥需要戒掉高脂、高热的食物，诸如麦当劳、肯德基之类的油炸食品，不沾任何糖果、巧克力，控制精米、精面的摄入。碳水化合物尽量从蔬菜、水果当中摄取，多吃糙米、燕麦等复合碳水化合物。蛋白质要选择分离乳清蛋白，蛋白质食物以深海鱼、瘦牛肉、鸡胸肉、鸡蛋白为主。食用油最好选择橄榄油、山茶油、亚麻籽油等，特别是亚麻籽油、山茶油和深海鱼油中含有丰富的ω-3必须脂肪酸，而这种脂肪酸可以加速人体自身的脂肪分解代谢。严格“脱脂”，对大多数人来说，体脂减得越低难度越大，学会卡路里计算和食物量化很重要，同时需要调整饮食的方法。

减肥就是消除脂肪，很多食物对消除脂肪非常有利。黄豆含有丰富的蛋白质和钙质，还富含亚油酸，可减少胆固醇，防止动脉硬化。燕麦含极丰富的亚油酸和丰富的皂苷素，可降低血清总胆固醇、三酰甘油和脂蛋白，防止动脉粥样硬化。冬菇含有谷氨酸等18种氨基酸，可降低血压、胆固醇，预防动脉硬化。有宁心保肝、安神定志，加强体内废物排泄等作用。苹果含有丰富的钾，可排除体内多余的钠盐。其丰富的果酸，具有防止脂肪聚积的作用，还能与其他降低胆固醇的物质如维生素C、果糖、镁等结合成新的化合物，从而增强降血脂效能。大蒜所含大蒜精油具有降脂效能，所含硫化合物的混合物可减少血中胆固醇和阻止血栓形成，有助于增加高密度脂蛋白，保护心脏动脉。

节食减肥容易带来健康隐患。一是蛋白质和碳水化合物不足会导致血糖过低，出现头痛、心情烦躁、精神不振等现象。蛋白质不足还会影响对细菌的抵抗力。二是缺少碳水化合物会使血压下降，感到眩晕，且身体大量失去水分，也会出现同样症状。碳水化合物在早餐和运动后可以吃得较多，其他时间少量进食，睡前一般不建议吃碳水化合物，因为食用碳水化合物会导致胰岛素的释放，入睡后新陈代谢放缓，碳水在胰岛素的作用下将大量转化成体脂肪储存起来，睡前吃碳水化合物还会增加2型糖尿病的风险。三是肠道缺乏膳食纤维素会造成便秘，影响健康。四是节食减肥法会带来血糖的紊乱和胰岛素的平衡，导致失眠。五是营养摄取不足，导致人体肌肉流失加快，肌肉减少，使人看起来皮肤松弛，无精打采。六是会导致身体调节机制主动存储能量，身体脂肪自动堆积，能量消耗减少，使减肥者瘦得快，胖得也快。长此以往，容易引起急性胃炎、急性胰腺炎、冠心病、心肌梗死等。

人体热量摄入得越少，蛋白生物合成的速度就越慢。增肌减脂需要进行热量逆差的调整，饮食的基本原则是：高蛋白、高碳水化合物、低脂肪。蛋白质的摄入直接关系到肌肉组织的修复和增长，碳水化合物为身体的各项功能，为蛋白质合成提供能量，而少量的脂肪摄入也有益于刺激肌肉增长。摄入高碳水化合物低脂肪是因为脂肪含热量高，而且动物脂肪因为生理结构相似，极易转化为人体脂肪。碳水化合物本身虽然也含较高的热量，但多余的碳水化合物本身不容易被身体吸收转化为脂肪，25%的碳水化合物会在代谢过程中被消耗供能，同时，碳水化合物还能提升爆发力，帮助训练，以及提升胰岛素水平，从而降低增肌过程中肌肉蛋白的分解。

我们建议吃好一日三餐，一顿都不能少。控制热量的摄入并不是不吃东西。我们前面说过热量摄入小于热量消耗，这是减肥的一个基本原则。但如果为了减少热量的摄入，而减少其中一顿正餐，就算体重减下来了，但却十分容易反弹。饮食要重“质”而不是重“量”。所谓饮食的“质量”，指的就是均衡。早午晚三餐，每一顿能量摄入量相差不要太大，逐渐递减，这样在适当地减少摄入量的同时，抑制体脂肪的积聚。因为晚上我们准备休息，代谢减弱，如果此时吃很多东西，或者很晚还在吃东西，食物很难及时消耗掉，就会变成体脂肪积聚下来。

晚餐的重要性，不仅关乎减肥，而且关乎生命。晚餐究竟怎么吃既营养又不胖？晚上人准备休息，新陈代谢速度减慢，运动量减少，很容易造成脂肪堆积形成肥胖。为了减肥，更是为了健康，晚餐饮食的建议：一是种类多，能量少。按照《中国居民膳食指南2016》的推荐标准，健康人群每天应摄入谷薯类食物250~400克，蔬菜300~500克，水果200~350克，蛋类40~50克，水产品40~75克，畜禽肉40~75克，奶类及制品300克，大豆及坚果25~35克。所以，晚餐想要吃得饱还不容易胖，就要坚持高膳纤、高蛋白、低碳水、低脂肪的原则。晚餐的主食以粗粮饭、杂粮粥、杂粮饼或者薯类食物为主，同样大小的一碗饭，这些粗粮薯类的饱腹感可是极强的，完全不用担心睡前会出现饿了的情况。多吃一些新鲜的深色蔬菜，能量低、饱腹感强不说还健康营养。尤其是无须烹饪的新鲜蔬菜，夏季吃既爽口，营养成分还保留得更加完整。适量吃一些大豆及其制品，既能摄入优质蛋白质，而且脂肪含量比较低，适合想要减肥的人。像毛豆、青豌豆都是不错的选择。但是也不要摄入太多，豆制品容易产气，吃得太多会影响睡眠质量。不管是水产品还是禽畜肉，晚餐最多不要超过50克。如果肉类食物摄入过多，晚上肠道蠕动变慢，会在肠道滞留，产生氨类物质，增加肠癌的发生风险。同时，肉质中含有一定量的脂肪，对于肥胖的贡献就更是不言而喻了。二是宁吃早，不吃晚。最好是睡前2个小时前。这样不仅可以给肠胃消化吸收营养留有充足的时间，而且还可以做一些比较舒缓的运动，让摄入的热量可以充分进行代谢。吃得太早，睡前容易饿，不仅影响睡眠，也会影响肠胃的健康。吃得太晚，身体准备休息，但是消化系统还在工作的话，容易影响肠胃健康，影响睡眠质量。同时，也更容易导致热量堆积，形成肥胖。三是吃得越晚，吃得越少。正常饭点吃晚饭，吃七分饱就好，减肥者建议只吃五分饱。但是，如果错过了饭点该怎么办呢？有朋友说了，我下班比较晚，到家都十点了，这饭还吃不吃呢？当然要吃！如果不吃晚餐，那头一顿饭和下一顿饭间隔的时间将近18个小时，肠胃中虽然没有食物，但是消化液却是会分泌的。虽然不多，但是长此以往也足以伤害肠胃健康。所以，如果您的晚餐吃得特别晚，不用不吃饭。可以吃一些清淡的小米粥、燕麦粥、蔬菜汤面或者吃一盘酸奶蔬果沙拉，都是非常好的选择。量不必太多，吃了不饿即可。四是细嚼慢咽，口味清淡。细嚼慢咽，不仅让食物更容易消化吸收，减轻肠胃工作负担，而且更容易吃饱，减少食物的过量摄入。另外，晚餐时少吃重口味的食物也有助于减肥，可以选择白灼、清蒸、清炖这样的菜肴，营养又低脂，清淡又美味，何乐而不为。顺道也给大家推荐两个营养餐谱，供参考，您可以根据自己喜欢的菜来搭配。

正常晚餐：杂粮粥、烧饼、尖椒豆皮炒肉、凉拌果仁菠菜。

减肥型晚餐：小米燕麦粥、酱牛肉、新疆大拌菜。

健康小贴士

有助于分解身体脂肪的7种食物

1. 柠檬水。加利福尼亚的一项研究发现，有240名妇女，坚持喝柠檬水，可以多减3磅的体重。每天坚持喝4杯以上的水，比那些少喝水的人可以多减掉约1公斤。因为柠檬水中的磷酸能通过改变血液中的酸碱平衡，改善骨质疏松的症状。

2. 高纤麦饼。英国的一项研究发现，如果所吃的早餐含有丰富的纤维和碳水化合物与早餐是低纤维的相比，那么每天燃烧的热量前者是后者的两倍。一个全麦的饼干含有4克纤维，而精粮食物抑制胰岛素含量，影响了身体燃烧脂肪的能力，迈阿密大学的副教授丽莎这样说。

3. 亚麻子。亚麻子含有丰富的纤维和健康的脂肪，这些都能使血糖的浓度保持稳定，因此就不会因为血糖浓度忽然降低而暴饮暴食。有研究还发现，亚麻子能减缓荷尔蒙失调的症状，因为亚麻子含有丰富的植物雌激素。亚麻子易消化。在燕麦、汤或沙拉中加些亚麻子，不但口味更佳，而且还很有益。在家中自制曲奇饼干，加进亚麻子更妙，但要注意烤炉的温度要调低，因为加进亚麻子，饼干更容易烤焦。

4.核桃。下次嘴馋的时候，不要再顺手抓起大包薯片，最好打开一袋核桃，既解馋又有益。核桃坚果含有丰富的ω-3脂肪酸，能让人更长时间地保持饱肚感。澳大利亚的研究人员发现：每天吃8~10颗核桃，能快速减肥。核桃能降低胰岛素的浓度，能帮助控制脂肪在体内的储存量。

5.辣酱。想要燃烧脂肪，不要用那些平淡温和的调味酱，加点辣酱，加重口味。澳大利亚的研究人员发现，喜欢吃辣味食物的人，体内的胰岛素水平可以降低32%，胰岛素越高，体内储存的脂肪就越多。辣椒素能使人进食后，抑制血液中的胰岛素浓度，因此能促使人体燃烧脂肪。

6.肉桂。肉桂是一种甜味食物，在燕麦和咖啡中可以加入肉桂代替白糖。每匙白糖含有16卡路里的热量，这样一周下来，可以少摄入几百卡路里的热量，照这样下去，不用节食，不用运动，体重也会减轻1~1.5公斤。而且肉桂对心脏也有益处。巴基斯坦的研究人员发现，每天吃半匙的肉桂，能降低对心脏有害的胆固醇的浓度。

7.鲑鱼。每天只要吃100克的鲑鱼，就能补充530国际单位的维生素D和181毫克的钙，这是人体必需的，而且随着年龄的增长，腰部很容易囤积脂肪，补充这些营养素可以帮助控制腰围的增长。在一项长达七年的研究中，有36000名妇女，年龄在50~79岁，那些坚持补充钙和维生素D的人，体重增加比较缓慢。而且，没有充足的维生素D，调节食欲的荷尔蒙就不能正常地发挥作用。金枪鱼、沙丁鱼和鲭鱼也含有丰富的维生素D和钙。

健康小贴士

饮食减肥3个小常识

常识1：吃米饭提升基础代谢

白天的时候，我们的卡路里消耗相对较高，可以正常地摄取营养。每餐要保证足量的主食，如果能在蒸米饭的同时搭配一些粗粮，如糙米、燕麦、红豆等，由于膳食纤维的作用，就能提升你的基础代谢率，让身体的新陈代谢加快。而且，早上和中午如果能吃足够量的主食，就不容易有饥饿感，从而减少不必要的高热量点心和零食。注意，每餐主食的量至少保证在2/3碗的程度（一个拳头的量）。

常识2：用豆制品替换晚餐

豆腐被称为“田里的肉类”，是健康的食材，豆腐含有大量的优质蛋白质。豆制品会让你产生饱足感，并且热量也非常低。如果只是豆腐或者豆类的料理，那么在晚上8点之前食用都是可以的。在吃豆制品的时候，可以搭配香菇、海藻、蒟蒻、牛奶等，营养丰富又健康!要注意的是，千万要少吃油炸类的豆制品。

常识3：选择牛肉、猪肉等红肉；而油则尽量选择橄榄油、亚麻籽油。

减肥不是不能吃肉，只是最好选择牛肉、鸡肉等，这些瘦肉富含大量的蛋白质，能够帮助燃烧脂肪。烹调的时候，尽量选择橄榄油、山茶油和亚麻籽油，这三种油含不饱和脂肪酸，能够降低血液中的胆固醇，改善血液的微循环。另外，在吃肉的时候，选择无须加热的生柠檬汁或者水果醋调味料来搭配是不错的选择。

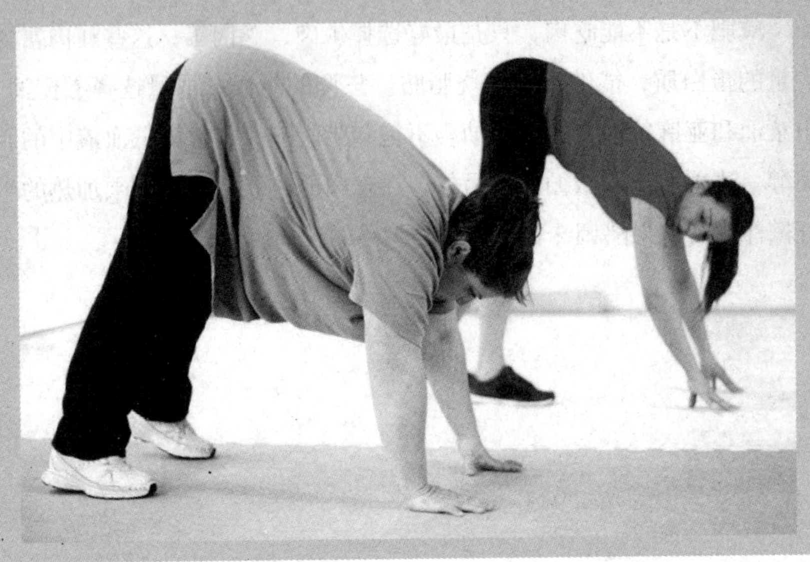

25. 运动对于减肥的意义有哪些？

运动是改善亚健康的最有效途径之一，运动不但可以提高自身的功能水平，也能帮助缓解工作压力和精神上的压抑。选择适宜的运动方式，制订个体化的锻炼计划，通过科学的体育锻炼来转移心理疲劳，是防治亚健康的重要方面。生命在于运动，运动虽然只占能量代谢的25%左右，但是可以帮助我们增加热量的消耗，促进新陈代谢，提升身体中瘦体重的含量，进而提高基础代谢率，实现减脂增肌的目的。运动减肥是最科学、最绿色的减肥方法，建议将有氧运动和无氧运动相结合，有氧运动有利于代谢热量，无氧运动有利于增加瘦体重的含量。

有氧健身运动的首创者、知名的预防医学专家，美国总统的私人医生库珀先生认为，每个人生命的长短和质量完全取决于个人对疾病的预防。他根据自己的实践经验，提出了健身运动对身体健康的影响：一是适度锻炼。库珀认为，大运动量的健身运动会慢慢损伤身体，只要适量运动，可以有效降低患心血管病和癌症的危险。比如，每周跑步超过15英里就有些过量了，他建议每周锻炼4~5次，每次30分钟。二是疾走健身。库珀认为疾走是一项不错的健身方式，以每英里12分钟的速度疾走，效果不比慢跑差，还避免了跑步对膝关节的伤害。三是见缝插针。不一定非要在体育馆里锻炼30分钟，零散时间完全可以利用起来。比如，每天遛狗10分钟，洗车10分钟，做家务10分钟，一样有效果。四是交替锻炼。交替锻炼对心脏有利，比如，今天骑自行车，明天慢跑，或者，跑步的速度时快时慢。五是不以体重论健康。锻炼通常能降低体重，但体重并不能说明什么，勤于健身的胖子比坐着不动的瘦子要健康得多，因为锻炼是对身体功能最好的促进。六是多管齐下。健身是一个系统工程，体育锻炼对身心健康非常必要，但并不是万能的。平时还要注意保持健康的生活方式，科学饮食、戒烟、控酒，保持乐观的心情。七是从娃娃抓起。父母要以身作则，带动孩子养成健身的好习惯，了解孩子在学校体育锻炼时间是否充足，如果不足，就要通过校外锻炼进行弥补。比如，如果学校离家不远，鼓励孩子步行或骑车上下学，放学后要让孩子远离电视或电脑，使孩子至少有1个小时的户外运动。库珀先生还特别提醒，快餐食品要限制在最低限度。库珀的这些建议、值得我们自我健康管理参考，更值得减肥者借鉴。

当我们在60%~65%最大摄氧量或以下强度运动时，脂肪分解能够提供运动肌所需的大部分能量。一是长时间运动时骨骼肌细胞燃料，每克脂肪完全氧化可产生ATP（腺苷三磷酸）的克数是糖的2.5倍；糖原以碳水化合物的形式储存在细胞内，而脂肪则以无水的形式储存，以脂肪分子形式储能具有体积小的特点。二是运动时脂肪的供能作用。运动肌对各种供能物质的利用比例主要取决于运动强度及运动持续时间。在短时间激烈运动时，无论是动力性运动还是静力性运动，肌肉基本上不能利用脂肪酸。当以70%~90%最大摄氧量的强度运动时，在开始运动10~15分钟之后，脂肪开始供能。在低于60%~65%最大摄氧量强度的长时间运动中，尤其是在60%最大摄氧量以下强度的超长时间运动中，脂肪成为运动肌的重要供能物质。三是运动时脂肪参与供能的形式主要体现在，在心肌、骨骼肌等组织中，脂肪酸可经氧化生成二氧化碳和水，这是脂肪供能的主要形式；在肝脏中，脂肪酸氧化不完全，生成中间产物酮体，酮体参与脂肪组织脂解的调节；在肝、肾细胞中，甘油作为非糖物质经过糖异生途径转变成葡萄糖，对维持血糖水平起重要作用。四是运动时参与骨骼肌供能的脂肪酸来源。运动时人体基本上不利用肝脏内储存的脂肪，主要来源是脂肪组织（即脂库）储存的脂肪、循环系统即血浆脂蛋白含有的脂肪和肌细胞质中的脂肪。

减肥时肥胖者通过一定的有氧体育运动，使其消耗身体多余脂肪，促进新陈代谢，达到运动减肥的目的，同时一定要避免内源氧缺乏。通常运动量越大，运动时间越长，消耗的糖和脂肪越多。选择适宜自己的运动方式，游泳、慢跑、变速跑、跳绳、爬楼梯、做家务、跳舞、瑜伽等，都是可以的。减脂阶段40分钟的有氧运动，一周5次左右，保持阶段一周做3次左右。英国利兹城市学院的研究发现，团队一起减肥更加有利，而且减肥的效果比较明显，特别是男士在一起的团队更加有效，这是由于男士在一起相对比较随意，加上男士的竞争意识，使减肥的效果凸显。

我们已经知道，身体里的肌肉比例越高，基础代谢率就越高，反过来说，脂肪比例越高的话，基础代谢率就越低。30岁之后，肌肉会逐渐流失，进而导致代谢下降，若想维持良好的代谢能力，就必须增加肌肉量。运动中适当地做一些力量训练，使新陈代谢加速，增加肌肉组织，燃烧更多热量。每次运动之后，人体基础代谢率会持续升高24小时左右。运动时前15分钟燃烧的是“肝糖类”，半个小时后开始燃烧脂肪。30分钟的运动量，可以帮助我们消耗热量、减轻体重外，更大的好处是运动之后，能将氧气带到全身各部位，提升新陈代谢率。所以，我们建议，每周运动3次，每次30分钟，这便是运动的333原则。

加拿大麦克马斯特大学的研究人员发现，做高强度低运动量锻炼的人与做传统耐力锻炼的人比较，虽然他们总共花的时间只有后者的2.5%，但是，肌肉的氧化耐力上超过了后者。30秒全力冲刺，休息4分钟，总共4组，2分钟，等于90~120分钟的匀速运动。这是因为在做高强度锻炼的时候，一个糖原产生的代谢作用，达到了一个酶激活一堆酶的作用，就像是多米诺效应，成千上万个葡萄糖分子可以同时从糖原中分割开来，做紧急用途。所以，高强度锻炼可以有效清空肌肉里细胞的葡萄糖，只有细胞里的葡萄糖减少了，血液里的胰岛素才会稳定，减肥才有成效。

经常有人问我，运动后可以马上吃东西吗？运动完的30分钟内是营养的最佳吸收时间，吃进去的食物可以直接修补因运动受损的组织与肝醣，这时吸收的东西不容易储存成脂肪，这个时候适时补充一些蛋白质，对提高瘦体重含量非常有益。运动完，吃就对了。但是，如果我们运动的时间比较晚，而且，吃东西后不到一个小时就准备休息的话，对于减肥人群，就一定要控制热量和食量。

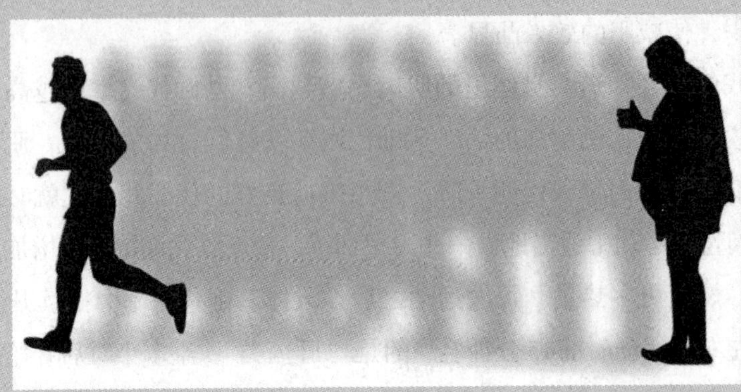

26. 有利于减脂的有氧运动

我们进行的体育活动，根据运动中氧能量供应的特点，分为有氧代谢运动和无氧代谢运动。所谓有氧运动和无氧运动是根据身体内氧代谢状况而言的，其明显的区别标志是脉搏跳动和呼吸。

有氧运动，也叫作有氧代谢运动（也称“等张运动”），是指人体在氧气充分供应的情况下，进行的以增强人体吸入、输送与使用氧气为目的的耐久性锻炼运动。简单来说，有氧运动是指任何富韵律性的运动，其运动时间较长（约15分钟或以上），运动强度在中等或中上的程度（最大心率值60%~80%）。有氧运动的时候，身体各处肌肉都需要更多的氧气，体内血液循环加剧，同时呼吸也会加剧，而如果长时间运动，肌肉持续收缩，肌肉中的废物会被供应进来的氧气运走。另外，在有氧运动时，体内积存的糖分会被氧气氧化，也就是可以被有效地消耗掉，同时体内的脂肪也会加快燃烧，对心肺功能也有促进的作用。进行有氧运动还能放松心情，是健身的主要运动方式和最好的健康减脂方法。虽然进行有氧运动能很有效地把体内脂肪给消耗掉，但是如果过量的话，就会将肌肉也一同消耗掉。相关研究发现，进行2个小时的有氧运动，体内90%的白氨酸就会被消耗掉，而这种白氨酸就是对肌肉的生长起着非常重要的作用。而且锻炼过度，肌肉很容易被拉伤。

有氧运动的好处是：可以提升氧气的摄取量，能更好地消耗体内多余的热量。也就是说，在运动过程中，人体吸入的氧气与需求的氧气相等，达到生理上的平衡状态。因此，有氧代谢运动的特点是强度低、有节奏、不中断，持续时间长，而且方便易行，容易坚持。是不是“有氧运动”，衡量的标准是心率。心率保持在150次/分以下的运动为有氧运动（这种呼吸次数的计算随着年龄的不同、需要因人而异），因为此时血液可以供给心肌足够的氧气；要求每次锻炼的时间不少于30分钟，每周坚持3~5次。通过这种锻炼，氧气能充分酵解体内的糖分，还可消耗体内脂肪，增强和改善心肺功能，预防骨质疏松，调节心理和精神状态，是健身的主要运动方式。有氧代谢运动种类繁多，如步行、慢跑、走跑交替、长时间游泳、骑自行车、滑冰、越野滑雪、划船、跳绳、上下楼梯、健身舞以及多种球类活动等。从事有氧代谢运动的关键是掌握适当的运动量，既有一定强度，又不显剧烈。有氧代谢运动不需天天做，每周3~5次就够了，每次达到预计脉率的运动量再持续20分钟。其他几天可慢走散步、练气功或打太极拳。所以说，要想通过运动来达到减肥的目的，建议选择有氧运动，像慢跑、骑自行车等。

有氧运动的效果主要有：一是控制高血压。美国心脏医学会曾经建议，每天至少30分钟的运动，就会全面改善健康状况。有氧运动可以使收缩压、舒张压分别下降11mmg和6mmg，甚至更大。高血压病人不单纯是血压增高，常常容易合并肥胖、糖尿病和血脂增高，坚持有氧代谢运动，不仅有益于体重控制，对三高也有积极的预防作用。二是增加氧气输送的能力，促进血液的流通，特别是在主要脏器中的流动。三是提高心肺功能。有氧代谢运动使锻炼者的呼吸加深加快，提高肺活量和吸入氧气的能力，使心脏变得强壮，跳动更有力，每次能挤压出更多血液供应全身，也改善心脏本身的血液供应。医学研究早已证实，有氧代谢运动能提高血液胆固醇中的高密度脂蛋白（即好胆固醇）的比例，从而可减少和预防冠心病及血管硬化的可能性。四是减少体内多余的脂肪，可防止与肥胖相关的疾病发生。有氧代谢运动加上适当的饮食控制，能最有效地除去体内多余的脂肪，而且不会像有些不科学的减肥方法那样，损失肌肉成分。五是改善心理状态，减缓情绪紧张，产生内啡吠效应。内啡吠具有镇痛作用，从剂量上要比吗啡作用多200倍，有氧运动可以刺激内啡吠的分泌。

有氧运动减肥还需要的是坚持，如果是一时兴起做运动，等到兴趣没了就放弃的话，减肥是不能完全成功的，即使在一段时间瘦下来了，不坚持运动，减肥很快会反弹。所以，减肥者一定要坚持，慢慢养成良好的运动习惯，那么就不会觉得这是一个艰难的任务，而是把它当成一个兴趣来执行了。

进餐后一般不建议马上运动，会对身体造成不良影响，可以先站立半个小时左右，或者做一些简单的劳动，防止脂肪堆积在腰腹及腿部。在进行有氧运动的时候要记得及时补充水分，不要以为水分消耗掉了就能瘦下来，补水在减肥意义非凡。有氧运动能燃烧脂肪，消耗热量，但是，不要过量，如果身体长期处于疲劳状态中，也会影响肌肉质量。有氧运动比起力量训练消耗的热量要多，力量训练只是为了锻炼肌肉、增加肌肉，热量消耗要少，所以，针对减肥，建议把有氧运动放在力量训练后进行，这样安排，就可以保证既有体力进行有氧运动，又能进行力量训练。相反，如果不把有氧放在后面，在力量已经被消耗得差不多的时候，进行力量训练是无助于减重的，甚至是会增加体重的。

在进行和选择有氧运动时，我们要注意：一是选择最能促进全面身心健康的运动形式。二是要选择一种有兴趣、并有可能长期坚持的运动，这是非常必要的。三是确定有氧运动的规律，达到有氧代谢的目的。男性：每分钟有氧代谢运动心律=205-［（年龄÷2）×60%~85%］。女性：每分钟有氧代谢运动心律=220-［年龄×60%~85%］。例如：以50岁男性为例，每分钟有氧代谢运动的心律应该为：205-［（50÷2）×60%~85%］，即为108~153。这就是说，在运动时的心律低于108效果不好，高于153则运动剧烈，即进入无氧代谢的运动状态，效果也不好。

说起减肥，我们在前面已经了解了快走、跑步等有氧运动，可以有效地代谢脂肪。而肌肉锻炼，提高身体新陈代谢的能力，无氧运动就是最好的方法了。有氧运动确实能够燃烧脂肪，但是其所消耗的卡路里却不如想象中的高，想要单靠有氧运动进行减肥，也是有难度的。无氧运动能够锻炼肌肉、增加肌肉量，前面的学习中我们已经知道，基础代谢就会越好，热量的燃烧越好，无氧运动最能提升基础代谢率。无氧运动锻炼的是肌肉，因此肌肉含量越高，能够成为易瘦体质。

无氧代谢运动是指强度大、节奏快，运动后脉搏跳动150次/分以上，呼吸急促的剧烈运动。如拳击、快跑、跳绳等。在所有无氧运动中增加肌肉量效果最好的就是肌肉锻炼，因为加重肌肉的负担，会产生乳酸等物质囤积在肌肉中，此时，大脑会接收到这个指令，分泌促进肌肉形成的成长荷尔蒙。进行举重或是哑铃等肌肉锻炼，能够分泌较安静不动时200倍的生长荷尔蒙，其也能刺激骨质的形成以及皮肤的新陈代谢。而成长荷尔蒙除了促进肌肉生成之外，也能分解脂肪。被分解的脂肪会被运出脂肪细胞，进入血液中，成为容易被使用的能量源。这种状态即便在运动之后成长荷尔蒙停止分泌之后仍会持续。

健康小贴士

有氧锻炼小贴士

热身运动。热身运动大约10分钟即可，使身体微微出汗就可以了。建议选择跳绳、跑步、爬楼梯、蹲下起立等作为热身活动。

胸大肌训练。躺卧于健身凳，双手持杠铃做推举或双手持哑铃进行扩胸运动。常用方法：卧推、斜板卧推、哑铃扩胸。

背阔肌训练。双手握单杠双臂拉伸引体向上可以有效锻炼背部肌肉，也可以通过健身房的器械做划船动作以锻炼背肌。常用方法：引体向上，划船练习。

肩部三角肌训练。采用哑铃或杠铃进行肩上推举或颈后推举可以有效锻炼肩部、三角肌中束、三角肌后束肌肉。常用方法：颈后推举、肩上推举、前平举、侧平举。

肱二头肌训练。双手持哑铃反复做双臂屈伸动作是最有效的肱二头肌训练方法。常用方法：杠铃、哑铃弯举、胸前下推、双臂屈伸。

腿部肌肉训练。双手抱头或者负重深蹲，可以有效锻炼腿部肌肉特别是小腿肌。常用方法：深蹲、伸小腿。

身体恢复。大约10分钟，可以做一些肌肉放松的活动，特别是进行了力量训练的部位，更要注意恢复。

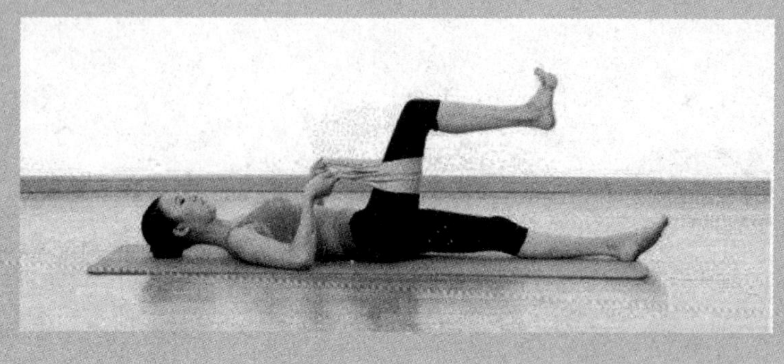

27. 如何选择适合自己的运动方式？

认识到运动的重要性了，如何积极地参加运动，就要因人而异，就像医生给病人看病开处方一样，不同的处方适合不同的病人，所以，不同人群的运动方式要有所区别。一是年龄跨度较大。我国界定60岁以上的人就属于老年人，若中年人或是60~90岁的老年人采用同一运动项目、同样强度的运动量进行锻炼，显然是不合适的。二是性别不同。一般来说，男性体力比女性要好一些，运动量也应该大一些。三是健康状况不同。每个人的体质有强有弱，即使相同年龄的人，身体状况也有差异，因此，在选择运动项目、锻炼方法、控制运动量等方面，就要有所区别。四是工作性质不同。脑力劳动者应比体力劳动者多参加体育锻炼。体力劳动者由于工种的不同，造成身体各个部位发展不平衡，应该采取有针对性的锻炼项目。五是锻炼的基础不同。有的人从少年就锻炼，而且长期坚持，这些人所选择的运动项目、锻炼方法及运动量等也要有所不同。

除了因人而异之外，还要针对体质有所区别。一是对身体瘦弱、脂肪少、肌肉力量不强、体力也不佳的人，往往内脏器官也不太强健。这些人运动时，应该先慢慢增强体力，可进行散步、快步走、慢跑等运动，逐渐强化肌肉力量、持久力及身体柔韧度，然后再进行力量训练。二是有些人看起来瘦弱，但体脂率较高，脂肪很多，肌肉力量和内脏器官的功能往往也不佳。适合这类人的运动是步行、爬楼梯、跳绳、游泳等能促进脂肪燃烧的运动。三是对于体重在标准范围内，但其上臂部、臀部以及腹部到大腿的脂肪超过标准的人，只要肌肉和关节没问题，可参加任何运动，如打球、游泳、骑马等。但如果不是锻炼有素，就不能突然参加剧烈运动和对抗性较强的比赛，运动前的热身运动是十分必要的。四是对于各部位脂肪较多，体重过重，体脂率超高，骨骼支撑能力弱，日常生活中爬几级楼梯就会“气喘如牛”的人，应该多做有氧运动，这样可以消耗脂肪；常做静态的伸展运动，以强化肌肉、骨骼。需要提醒的是，由于肥胖者会有“三高”的问题，要重视运动前的身体检查、运动中的控制，并注意动作的正确性，不要做过度激烈的运动，身体状况不好就要停止运动，不可操之过急。

每个人的周围环境、条件及爱好并不完全相同，应根据实际情况，选择适合自己的运动方式，没有必要仿效他人。

有关统计显示，我国18岁以上的居民，有83.8%不参加业余锻炼，而“没时间、没力气、没兴趣、没毅力”等原因是常见的借口。运动医学专家认为，运动消耗人体内多少热量取决于多方面因素。同样的运动，男性消耗的热量比女性多，因为男性的基础代谢率比女性高得多。同样的运动，体重大的人消耗的热量比体重轻得多。

由国家卫生计生委（原卫生部）在2007年发起的“全民健康生活

方式行动”中，就提出了“健康一二一”行动计划，其内涵为“日行一万步，吃动两平衡，健康一辈子”。倡导大家多运动，多走路，促健康。对于经常不运动，或者不喜欢运动的人，在减肥的初期可以选择走路，走路是最简单、最有效、最实用的减肥方法。运动医学专家说：通过走路健身的方式肯定是好的，但走路分为散步和快走，散步无法达到健身效果，只有快走才能起到锻炼作用。快走对心脑血管、呼吸系统有着很好的锻炼效果，对身体的损害也最小，适合老年人和有慢性疾病的人。为保证锻炼效果，快走应至少每次40~60分钟，刚开始锻炼的人可逐渐增加时长。快走时，一般应使心率维持在每分钟120~140次，且出汗为最佳。在走路的姿势上，从头到脚都有讲究。一是站直。可以想象有一条绳子连接你的头发，把你往上提拉。这样可以让颈椎合理支撑头部的重量，舒缓颈部肌肉的压力，而且颈部线条也能更流畅。二是收腹提臀，双肩抬起。从侧面看看，你的耳朵、肩膀、髋关节、膝盖应该在一条直线上。三是抬起下巴，眼睛平视前方。走路过程中，脖子跟随身体自然向前移动，不要前后左右摆动，尤其不要探着头。四是抬腿迈出脚。从脚跟到脚尖滚动着落下，再抬另一只脚。五是曲臂摆。直臂摆容易使胳膊充血，引起不适。

走走跑跑效果才好，先做短时间高强度运动，再换一种时间稍长的低强度运动，给身体留出恢复的时间，叫作间隔式训练。与持续的有氧运动相比，间隔式训练法的运动强度更高，并且能减少运动后的酸痛和疲劳感。同时，高强度的运动也使得脂肪燃烧速度加快，有益于减少脂肪。运动时，可以先快跑15秒，然后走路45秒，这样交替运动20分钟。也可以快跑60秒，然后快走3分钟，这样交替进行30分钟，长期坚持就能看到效果。在地点的选择上，操场地面有弹性，公园空气更佳，公路边是最不适合快走的地点，车流量大，空气质量差，易对呼吸系统造成伤害。柏油路面过于坚硬，容易对膝盖和脚踝造成较大的冲击。松软的土路或草坪、塑胶操场是最适合快走的运动场所，公园和自家小区也是不错的选择。这些地方空气质量好，可以保证在运动时，呼吸系统不受过多的伤害。

走路注意不良的姿势，不少人走路时，会不自觉地将双手背在身后、抱在胸前、潇洒地揣在裤兜里。其实，这都是很差的姿势。如果习惯性做上述动作，就无法充分活动身体，失去了养护全身骨骼、抻拉肌腱、活动关节的作用。容易让人上身重心前移，头颈及下巴会向前伸出，双臂失去调节身体平衡的作用，遇到坑洼路面或者突发状况，容易摔倒。正确的走路姿势我们在前面已经叙述。

上班族经常会抱怨没有时间运动，其实上下班就是最好的步行机会。步行路程在40分钟以下的人，都可以走路上下班，这样全天的运动量就足够了。路远的，距离目的地两三站地时，可提前下车，步行前往，创造走路的机会。上班期间可以在走廊里走动，午休时间可绕着写字楼或到楼下绿地散步。走路时最好带一瓶水，在运动过程中少次多量地补充水分，有益于血液循环。为避免在运动过程中产生伤害，快走前先做一些伸展四肢的热身活动，防止因步幅过大而造成拉伤。走路时选择一双合适的运动鞋也非常必要，鞋底过薄，走路时会有硌脚的感觉，鞋底过厚过重，走路时感觉腿特别沉，鞋帮过高，不利于足踝的灵活运动，鞋底过硬，不便于脚掌弯曲。

下面这张表，清楚地告诉你不同强度步行消耗的热量，可以根据自身情况选择。

30分钟步行消耗热量表

运动强度	66 公斤男性 消耗热量（千卡）	56 公斤女性 消耗热量（千卡）
慢速	82.5	69.9
中速	115.5	98.1
快速	132	111.9

注：数据来源于《中国居民营养膳食指南（2016）》。

健康小贴士

几个案例

一、朱先生，50岁，某外企业务经理。运动方式：由于白天公事繁忙，所以选择了晚上到健身俱乐部进行运动锻炼，每周3次，在专业教练指导下进行。他已经坚持半年多，感觉效果良好。用他自己的话说："好像年轻了10岁，全身都是劲。"

点评：健身房运动是一种简单而又全面的健身运动，通过专门的肌肉训练改变臂部、胸部、背部、腰腹部和腿部肌肉的力量，非常适合中老年朋友（因中老年人也需要力量训练）。健身房运动有一些独特的地方：①器械锻炼对中老年人有很好的安全感和舒适感；②对改变关节的生理活动性有积极的作用，还有明显的运动康复作用；③全身的肌肉都可参与运动；④全面身体运动同时配合呼吸，可有效地增强心肺功能；⑤在健身教练的指导下，可减少运动损伤，安全性较高。但健身房运动花费较大，需要一定经济实力。

二、贾先生，58岁，某大学教授，家住校园内。运动方式：每天晚饭后坚持到学校操场散步1小时，经常和同事、朋友或学生边散步边聊天。

点评：散步对中老年人来说是一项非常适合的运动方式，简便易行，不需要特殊的设备和技术，而且几乎不受场地和时间的限制。散步时和朋友或家人交谈，交流感情，放松心情，可谓一举数得。民间有一句谚语：“饭后百步走，活到九十九。”不过，可不要饭后马上运动，应休息30分钟后再散步。

三、刘女士，63岁，退休在家照顾外孙。运动方式：在早晨送外孙上幼儿园后及晚上接其回家之前，到小区“健身路径”锻炼近1个小时。

点评：“健身路径”是经过科学论证的一种很好的较为安全的全民健身设施，在我国特别是一些大、中城市已经较为普及，若能坚持锻炼，效果较好，但应注意健身器械使用方法要正确。

四、郝女士，75岁，丈夫已经去世多年。运动方式：多年来一直和许多老姐妹一起坚持扭秧歌、打太极拳或练太极剑。

点评：太极拳曾被美国《时代》杂志誉为最完美的运动。许多研究证实，太极拳对于身体及心理的健康有显着功效。老年人一起进行扭秧歌等集体运动，可相互促进、易于坚持，另外可减少个人运动中的孤独感且较为安全。

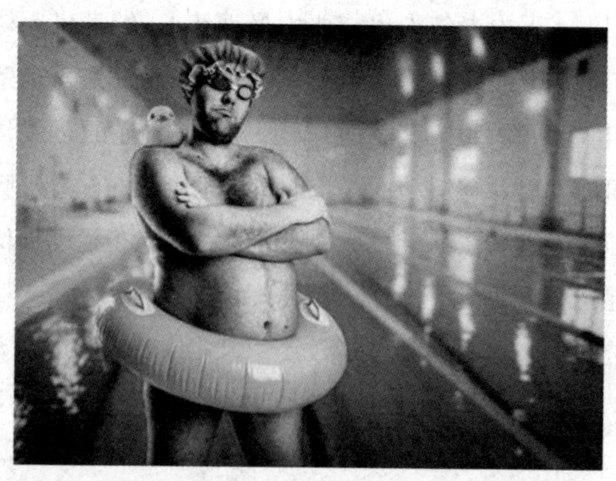

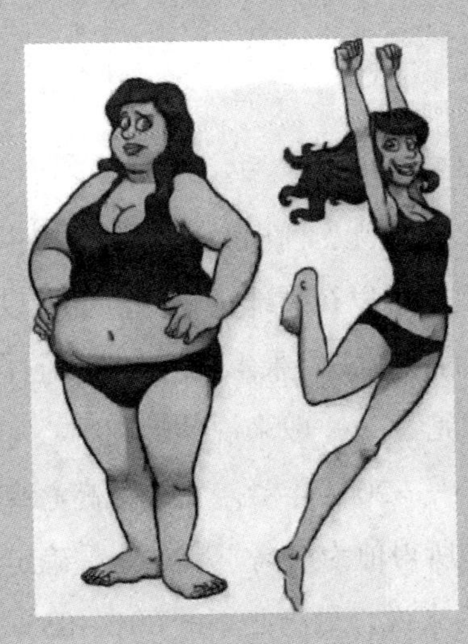

28. 通过运动锻炼减肥，需要注意强度控制

运动心率，即人体在运动时保持的心率状态。不管是有氧运动，还是无氧运动，都有一个合适的心率才能达到较佳的运动效果。保持最佳运动心率对于运动效果和运动安全都很重要，“三高”人群锻炼中尤为重要的是控制好运动心率，如果心率过高，会对身体健康不利，导致恶心、头晕、胸闷，糖尿病患者则会使血糖急剧降低，而且减脂效果也不好。心率低对身体也不好，也影响锻炼的效果。运动的目的是帮助我们提高身体功能，近几年，因心脏疾病突然猝死的事件屡见报端，运动快了心脏吃不消，不运动心脏也受不了。正如人体其他器官一样，心血管系统也只有在一定的运动强度刺激下才能得到改善，但这个强度需要适中，否则就变成了无氧代谢运动了。这个心率范围叫作“有效心率区”。掌握了有效心率区后，就能在从事不同运

动时自己控制运动量和强度了。

有效心率区怎么得出呢？前面我们讲过，这里再强调一下。一是记住安静时的脉搏数，可以在颈部、腕部，也可以直接在胸部摸到心跳，数15秒钟得到的数据，再乘4，这就是我们自己安静时的心率。二是按年龄确定最高心率，一般来说年龄越小心率越高。计算公式是这样的：男子最高心率=205-年龄。女子最高心率=220-年龄。国际一般通用220 - 年龄所得值为最高心率。三是确定运动时的有效心率范围。对普通锻炼者来说，最高心率的60%~85%是合适有效的运动心率范围。

不管是有氧运动，还是无氧运动。都有一个合适的心率才能达到较佳的运动效果。常用的公式是（最大心率-运动前的心率）/2+运动前心率。这个公式可以反映出不同性别、年龄的个体心率。这个公式适用于有氧运动和无氧运动，有氧运动和无氧运动尽管运动形式不同，但是，都能在运动时提高心率。比如，在游泳等运动训练中，一般将心率控制在120~150次/分的范围内。健身时的心率强度可用170-年龄来控制。不管是做有氧运动，还是无氧运动，控制好运动时的心率尤为重要。

医生治病有“药”，同时还必须有“方”，“处方”才是治病的关键，运动的道理也一样。找到有利于心脏健康的运动其实不难，难的是怎样掌握好运动的“度”。开始运动之前，最好为心脏健康做个“运动设计”。每个人的体质、病情、生活方式、心理状态不尽相同，因此，心脏不好的人不仅应该考虑哪些运动对心脏有好处，还要考虑什么样的运动适合自己，并“设计”适合自己的运动方案。

所谓“运动设计”，和医生的处方一样，指的是一套较为完整的健身体系。在进行设计前，先要进行全面分析，确定适合自己的健身模式。对于一般人来说，运动的最佳时间选择在下午三点至晚上九点比较好，时间控制在半个小时到1个小时。

在有氧运动的时候控制好心率，不仅可以保护和增强心脏功能，还能最大限度地燃烧脂肪，达到很好的塑身和减脂效果。每个人的健康和体质状态不同，健身运动的有氧心率范围就应该因人而异、因时而异。

建议减肥锻炼一般每周五次，每次90分钟，包括准备活动20分钟，整理活动10分钟，项目可以多样化，这样减脂的效果最好，锻炼的前30分钟主要代谢的是糖，之后脂肪的代谢才开始增加，到60分钟的时候脂肪代谢达到最大值。在选择运动量时需要考虑，外部的环境、季节，内部的心情、当时的健康状态等因素，以保证安全。在运动中自己学会数心率（脉搏），用来控制运动量非常必要，它不仅为参加运动的人增加了一份安全保障，也有益于提高运动健身的效果。

健康小贴士

高压氧与运动疲劳的恢复

关于训练或比赛后疲劳恢复的问题越来越被人们所重视。自19世纪法国人JUNOD建立第一座高压氧舱用以治病以来，高压氧在临床医学中不断发展，特别是对急慢性缺血、缺氧性疾病和因缺氧引起的继发性疾病起到有效的治疗作用。脑主要靠氧代谢来维持整个机体的功能。安静时，人脑耗氧量大约占全身耗氧总量的20%，其耗氧量明显高于其他组织。长时间剧烈运动，机体容易出现运动性脑缺氧，从而可能引发中枢疲劳和脑细胞损伤。研究表明，高压氧对缺血性脑损伤的治疗除了增加组织氧含量以外，可能还与增强微循环血流动力学、改善微循环的其他功能、加强脑组织细胞酶活力以及细胞自身的功能有关。提示在缺血性脑损伤中，高压氧（250~300kPa）具有保护血管内皮细胞和大脑神经细胞的作用。

实验表明，高压氧可以改善脑组织中葡萄糖的有氧代谢和能量产生，降低脑脊液的乳酸浓度和丙酮酸的比值，延缓中枢疲劳的发生。我国体育工作者已将高压氧舱应用到运动员过度疲劳和运动性疾病的恢复上，长时间的剧烈运动可以造成缺氧，即吸氧量与需氧量之间的不平衡，从而使机体利用氧的能力受到限制。各种代谢产物在体内大量储存，如血乳酸、血尿素等。这种机体缺氧和代谢物滞留状态导致机体生理功能下降，诱发运动疲劳。

因此，运动后为了迅速恢复体能，加快疲劳消除，使机体内环境建立新的平衡，必须首先解决缺氧问题和代谢产物清除，而研究显示高压氧疗法就是解决这一问题的方法之一。

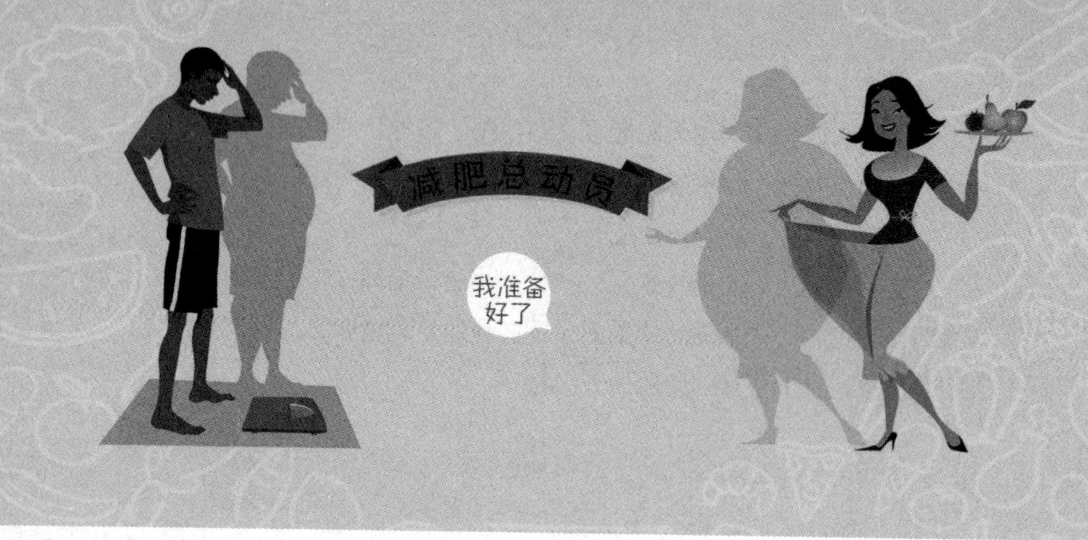

后记

人的一生会有许多的经历，在这些经历中，我们往往会有这样的体会，要想做成一件事，需要具备智慧、谋略、胆识、机会等多方面的素质。试想，具备了这些素质，但是，如果没有健康的身体做依托，能行吗？答案是肯定的——不行。

树立正确的健康意识，掌握自我健康管理知识，是采纳健康行为的前提。本书从人的身体的健康管理角度出发，以直观、形象的生命轨迹的曲线变化，探讨了人生未来的生活质量和幸福指数与自我保健的关系。围绕肥胖可能引发的各种疾病问题，提出了关注体脂率和正确减肥的理念与方法，以体脂率和内脏脂肪的控制为主线，阐述了影响体脂率的科学饮食和提高代谢能力问题、坚持锻炼和代谢的关系问题、自我功能的衰退和主动干预问题、顺应自然的生活方式和控制情绪因素等问题。

我从事国家体育总局训练局的膳食管理和体育场馆管理工作是组织的行为，但是，既然做了总是要干出点名堂来的。常言道：外行领导不了内行。所以，我在努力提高领导力的同时，也在努力向内行学习知识和技术，向内行靠拢。我的同事们在与我一起共同为国家运动队服务的同时，也成了我的老师，我在与国家队各领队和教练的交流中知道了运动训练对身体功能的健康影响，我在与厨师营养师的交流中知道了营养在科学饮食中的重要性，使我对营养饮食问题、运动健康问题和健康管理问题有了新的思考和认识，为最后成就这套“自我健康管理手册”丛书奠定了基础。这期间，我通过自学和参加业务培训，考取了健康管理师和营养保健师，在学习中我收获了太多过去不知道的知识，在相互的交流中我也结识了该行业的许多专业人士，诸如幺鸿雁女士、钱玲女士、唐仕川先生、黄远霞女士、韩晖先生、孙桐先生、孙瑾芳女士、李勇先生、石文惠女士、陈嫚女士、郑文静女士、赵艳霞女士等。在与他们的业务交流中，我们也共同完成了科普读物《职业女性健康知识手册》的编写工作。同时，我得到了一个有价值的信息，业界十分需要这样的科普读物来提高大家的健康管理意识，科学饮食和健康的减肥方法，更是百姓急需的常识。这也坚定了我积极总结近年健康管理和健康减肥方面经验的决心和信心。

在这本书的编写工作中，魏志国先生、徐于红女士、赵燕女士对本书的组织架构、写作方式、相关技术问题和成书的把关提出了许多宝贵意见；刘京玲女士、王桂荣女士、陈剑松先生、郁旭波先生、黎长庚先生、黄建勇先生、贾斌先生等，提出了许多好的建议和帮助；中国人口出版社的领导和同志，为本书的出版付出了辛苦劳动。我们的合作是愉快的。

本书的编写参阅了许多相关资料和文献，由于篇幅所限，不能一一列出，在此谨向有关作者深表歉意，并致谢！因成书仓促，难免有不尽如人意和疏漏之处，恳请读者批评指正，以便再版时修改完善。

最后我要说的是，国家体育总局训练局的领导对我的业余写作给予了大力支持，我衷心感谢！

对生活的热爱，对健康的追求，更因为对工作的责任，使我对健康管理尤为关注。在从事运动员的膳食管理期间，我学习了营养师课程；在从事体育场馆的管理中，我学习了运动训练和健康管理的课程，如今是派上了用场。一位哲人说过：你有一个苹果，我有一个苹果，彼此交换还是一个苹果；但是，你有一个思想，我有一个思想，彼此交换就是两个思想。衷心希望本书能让更多的人群受益。

贾 凯

2017年9月

于北京西山

图书在版编目（CIP）数据

这样减肥才有效 / 贾凯主编 . — 北京：
中国人口出版社，2018.6
（自我健康管理手册）
ISBN 978-7-5101-5879-7

Ⅰ . ①这… Ⅱ . ①贾… Ⅲ . ①减肥 – 基本知识
Ⅳ . ① R161

中国版本图书馆 CIP 数据核字（2018）第 088302 号

这样减肥才有效

贾凯　主编

出版发行　中国人口出版社
印　　刷　三河市灵山芝兰印刷有限公司
开　　本　700 毫米 ×1000 毫米　1/16
印　　张　12.25
字　　数　100 千
版　　次　2018 年 6 月第 1 版
印　　次　2018 年 6 月第 1 次印刷
书　　号　ISBN 978-7-5101-5879-7
定　　价　39.80 元

社　　长　邱　立
网　　址　www.rkcbs.net
电子信箱　rkcbs@126.com
总编室电话　（010）83519392
传　　真　（010）83538190
地　　址　北京市西城区广安门南街 80 号中加大厦
邮　　编　100054